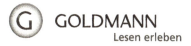

GOLDMANN
Lesen erleben

Buch

Ingwer ist eine ganz besondere Heilwurzel. Er wirkt vorbeugend und hilft bei vielen Krankheiten, zum Beispiel bei Erkältungen, Fieber und Magenbeschwerden. Außerdem dient er dem Körper als Stärkungsmittel bei Abwehrschwäche, ist gut für Haut und Haare und wirkt entgiftend. Ellen Heidböhmer führt in die Geschichte des Ingwers ein, gibt Informationen über seine wertvollen Inhaltsstoffe und seine Anwendungsmöglichkeiten. 75 leckere Rezepte für gesunde Vorspeisen, Hauptmahlzeiten, Desserts, Backwaren und Getränke mit Ingwer machen seine Verwendung zu einem wahren Genuss.

Autorin

Ellen Heidböhmer, Jahrgang 1963, beschäftigt sich seit vielen Jahren mit alternativen Heilmethoden und mit TCM. Sie hat Artikel u. a. zu Gesundheitsthemen, Kurzgeschichten und Geschenkbücher veröffentlicht, arbeitet als Lektorin und Übersetzerin.

Ellen Heidböhmer

Gesund mit Ingwer

- Natürlich heilend
- Anwendungsmöglichkeiten
  von A bis Z
- Rezepte

GOLDMANN

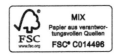

Verlagsgruppe Random House FSC® N001967

7. Auflage
Vollständige Taschenbuchausgabe August 2009
Wilhelm Goldmann Verlag, München,
in der Verlagsgruppe Random House GmbH,
Neumarkter Str. 28, 81673 München
© 2006 F. A. Herbig Verlagsbuchhandlung GmbH, München
Umschlaggestaltung: Uno Werbeagentur, München
Umschlagillustration: Fine Pic, München
Redaktion: Gabriele Berding
Satz: Buch-Werkstatt GmbH, Bad Aibling
Druck und Bindung: GGP Media GmbH, Pößneck
CB · Herstellung: IH
Printed in Germany
ISBN 978-3-442-17071-5
www.goldmann-verlag.de

Besuchen Sie den Goldmann Verlag im Netz

Inhalt

Krankheiten und Symptome,
die sich mit Ingwer heilen lassen

Vorwort

Liebe Leserin, lieber Leser,
seit einigen Jahren gewinnt der Ingwer im Westen zunehmend an Bedeutung. In den meisten Supermärkten können Sie die frischen Knollen kaufen, Reformhäuser und Chinaläden bieten getrockneten Ingwer an, Ingwerpulver findet sich in vielen Gewürzregalen.

Man ist versucht zu sagen: »Das wurde auch Zeit!«, zählt der Ingwer doch zu den ältesten Gewürzen und Heilpflanzen der Welt. Im Ayurveda und in der Traditionellen Chinesischen Medizin wird er wegen seiner von innen erwärmenden Wirkung geschätzt. Das indische Ayurveda bezeichnet ihn wegen seiner erstaunlich zahlreichen Anwendungsgebiete als Allheilmittel. In der chinesischen Kräuterheilkunde gilt Ingwer zusammen mit Ginseng und Süßholz als einer der Drei Großen Kraftspender. Im Fernen Osten ist Ingwer selbstverständlicher Bestandteil des Alltags: Ca. zwei Milliarden Menschen benutzen ihn täglich zum Würzen ihrer Speisen und Getränke.

Mit Ingwer lassen sich Krankheiten vorbeugen und Heilprozesse unterstützen. Wie genau Sie das tun können, erfahren Sie in diesem Ratgeber. Wenn Sie eine bestimmte Krankheit, ein bestimmtes Symptom behandeln wollen, schlagen Sie bitte im alphabetischen Verzeichnis auf den Seiten 5–7 nach.

Viele wohlschmeckende und gesunde Rezepte, mit denen Sie Ingwer mit seinen Heilkräften unkompliziert in Ihre Küche und Ihr tägliches Leben integrieren können, finden Sie im 2. Teil des Buches.

Wenn Sie sich bisher nicht an Ingwer herangetraut haben, versuchen Sie es zunächst mit dem ganz einfach herzustellenden Ingwerwasser (Rezept Seite 207 ff.). Trinken Sie davon ein paar Tage lang zwei bis drei Tassen. Die wohl tuende Wirkung werden Sie bald spüren.

Ich wünsche Ihnen anregende Lesestunden und viel Freude beim Ausprobieren der Rezepte.

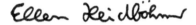

Ingwer –
ein historischer Abriss

Wissenswertes und Kurioses

Der Ingwer kommt ursprünglich aus den feuchtwarmen Tropendschungeln Mittel- und Südostasiens. Woher genau, lässt sich leider heute nicht mehr sagen. Man vermutet unter anderem die Insel Java, eine der vier Hauptinseln der Republik Indonesien im Indischen Ozean, die Pazifischen Inseln oder das Bismarck-Archipel im westlichen Pazifik, das zu Melanesien gehört, einer Inselgruppe nordöstlich von Australien.

Gewürzpflanzen gehörten neben Gold, Edelsteinen und Seide lange Zeit zu den wichtigsten Handelsgütern. Im Namen des Ingwer wurden nicht, wie für andere Gewürze, Kriege angezettelt oder aufwändige Expeditionen gestartet – er war weder selten noch unerschwinglich. Dennoch hat seine Verwendung als Gewürz- und Heilpflanze eine jahrtausendealte und sehr beachtliche Tradition.

Mündliche Überlieferungen aus China und Indien berichten, dass der Ingwer bereits im dritten Jahrtausend vor

Christus als Gewürzpflanze, als Medizin und als Droge für religiöse Zeremonien eine große Rolle spielte.

2700 Jahre vor Christus machte der berühmte chinesische Kaiser Shen Nung in einem umfangreichen, leider nicht erhalten gebliebenen Werk über die Heilpflanzen seiner Zeit detaillierte Angaben zur Verwendung von Ingwer.

Shen Nung ist für die Chinesen einer der drei Gelben Kaiser (Götter), die selbst als Menschen gelebt und in dieser Zeit den Menschen Wissen gebracht hatten. Er gilt als Begründer der chinesischen Kräuterheilkunde und wusste um die Wirkung der Getreidearten Hirse, Soja, Reis und Weizen. Man nannte ihn daher den »Himmlischen Landmann«. Der erste Gelbe Kaiser, Fu Shi, führte das Wissen über Yin und Yang ein, der zweite, Huang Ti, lehrte die Akupunktur.

Der dritte Gelbe Kaiser nun, Shen Nung, teilte die Heilpflanzen in drei Kategorien ein. Die unterste Kategorie enthielt die Diener-Kräuter, hochgiftige Heilpflanzen, die nur bei Krankheiten und dann auch nur in sehr kleinen Dosen eingenommen werden durften.

Die nächste Kategorie umfasst die Minister-Kräuter. Hierzu zählen Heilpflanzen, die keine giftigen Inhaltsstoffe haben und bei leichten Erkrankungen helfen. Sie dürfen jedoch nicht über längere Zeit eingenommen werden.

Die so genannten Königlichen Pflanzen bilden die höchste Kategorie. Zu ihnen zählen die wertvollsten Heilpflanzen, die keine Nebenwirkungen haben und in großen Mengen

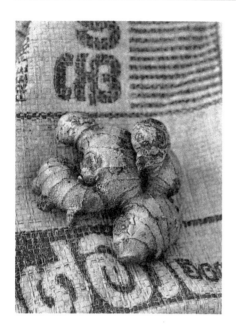

und über lange Zeiträume hinweg verwendet werden dürfen. Für Kaiser Shen Nung war der Ingwer die wichtigste Pflanze in dieser Kategorie.

Auch in den Veden, den ältesten religiösen Schriften und den Grundlagen des Hinduismus, deren früheste Teile ca. 1200 Jahre vor Christus entstanden sind, werden der Ingwer und seine heilende Wirkung erwähnt. Und der Koran und die Bibel beschreiben das Ingwergras als eine der ältesten Heilpflanzen.

Im zweiten Jahrtausend vor Christus wussten Seefahrer in Südostasien bereits, dass sich die Reisekrankheit mit Ingwer verhüten bzw. heilen lässt. Auf ihren Reisen brachten sie den Ingwer nach Ägypten, wo Gewürze als kostbar galten und für die Zubereitung von Speisen, zur Körperpflege und für kultische Handlungen verwendet wurden. Die Ägypter machten den Ingwer zum zweitwichtigsten Handelsgut neben dem Zimt.

650 vor Christus entstand in Assyrien die größte Bibliothek des Altertums. Auf über 30 000 Tontafeln wurden 250 verschiedene Heilpflanzen beschrieben. Ingwer findet dort Erwähnung als Gewürzpflanze, zum Reinigen der Luft und als Zusatz für Getränke.

Wann und wie genau der Ingwer nach China gelangte, ist nicht bekannt. Es heißt jedoch über Konfuzius, den berühmten Philosophen des fünften Jahrhunderts vor Christus, dass er bei jeder Mahlzeit Ingwer zu sich nahm.

Im Jahr 332 vor Christus brach Alexander der Große auf, um Ägypten zu erobern. Er brachte den Ingwer mit nach Griechenland. Griechische Köche schätzten die Würzkraft und die Vielseitigkeit des Ingwer. Der aus Kleinasien stammende Arzt und Pharmakologe Dioskorides schwärmte von den wärmenden Qualitäten des Ingwer. In seiner um 78 nach Christus erschienenen *Materia Medica*, einem fünfbändigen Werk über die Arzneimittelkunde des Abendlandes, empfiehlt er, bei Magenbeschwerden Ingwer zu sich zu nehmen. Wörtlich heißt es in seinen Schriften: »Sie (die Ingwerwurzeln) haben erwärmende, die Verdauung befördernde Kraft, regen den Bauch milde an und sind gut für den Magen.«

Der griechische Arzt Galen von Pergamon (131–201 n. Chr.) verschrieb gegen Appetitlosigkeit eine Medizin aus weißem Pfeffer, Ingwer, Honig, Quittensaft und Essig. Außerdem soll er mit Hilfe von Ingwer Lähmungen kuriert haben, die auf ein Ungleichgewicht des Phlegma im Körper zurückzuführen waren.

Auch die Römer schätzten den Ingwer sehr. Er galt nicht nur als kostbares Gewürz, sondern zählte auch zu den wichtigsten Arzneien des Römischen Reiches. Römische Ärzte führten ihn mit sich, wenn sie die Truppen auf deren Feldzügen begleiteten.

In der Zeit der Völkerwanderungen, als das weströmische Reich zerfiel und die Germanen sich nach und nach über ganz Europa ausbreiteten, gerieten der Ingwer und andere Gewürz- und Heilpflanzen allmählich in Vergessenheit. Nur in den christlichen Klöstern lebte das Wissen um die Heilkraft der Pflanzen weiter.

Erst im 10. Jahrhundert nach Christus erfuhr der Ingwer erneut die ihm gebührende Wertschätzung. Deutsche Händler hatten wieder Gewürze aus dem Abendland in ihren Regalen: Pfeffer, Gewürznelken, Ingwer u. v. m. Mit den Kreuzzügen stieg wieder die Nachfrage nach Konsumgütern aus dem Orient, der Handel mit Gewürzen lebte wieder auf.

Die im Mittelalter weit verbreitete Angst vor Seuchen und Vergiftungen trieb die merkwürdigsten Blüten. So wurde

z. B. Ingwer als Mittel gegen die Pest gehandelt. So hochwirksam und vielseitig diese Pflanze auch ist – die Pest zu heilen vermochte sie nicht. Bei den schlechten hygienischen Verhältnissen und der Vielzahl der verderblichen Nahrungsmittel in dieser Zeit konnte das Würzen mit Ingwer aber sicher oft negative Folgen für die Gesundheit und das Wohlbefinden verhüten. Die Reichen würzten ihre Speisen mit Zimt, Ingwer, Kardamom, Nelken, und Muskat. Für die ärmeren Menschen waren diese Gewürze meistens nicht erschwinglich. Immerhin kamen sie in den Genuss von mit Ingwer gewürztem Bier, das sich im Mittelalter großer Beliebtheit erfreute. Außerdem zogen viele arme Leute Kalmuswurzeln im Garten, als Ersatz für den Ingwer.

Die Ärzte des Mittelalters empfahlen Ingwer gegen allerlei Wehwehchen, aber auch gegen ernsthafte Krankheiten. Man wusste um seine stärkende, reinigende und vitalisierende Wirkung, wie der Beiname »göttliches Feuer« belegt. Ingwer verdrängte als Gewürz sogar zeitweise den Pfeffer, dem er an Schärfe in nichts nachsteht.

Hildegard von Bingen (1098–1179) verordnete ihren Patienten Ingwer gegen Magenschmerzen, bei Verstopfung, zur Verdauungsförderung und äußerlich gegen Hautflechten. Sie warnte aber auch davor, dass Ingwer auf Grund seiner Wärmewirkung den Menschen zügellos machen könne – etwas, was im offiziellen Christentum des Mittelalters gar nicht erwünscht war.

Paracelsus (1493–1541) empfahl nicht nur die Verwendung von Heilpflanzen, darunter auch Ingwer, als Medizin, er nutzte sie auch selbst, und ihm lag viel daran, selbst Erfahrungen zu sammeln und die Heilkräfte der Natur zu beschreiben.

Im 16. Jahrhundert brachten die Spanier den Ingwer in ihre Kolonie Jamaika, wo sich der Anbau sehr gut anließ, und exportierten ihn später von dort nach Europa.

Im 17. Jahrhundert wurden Gewürze als Handelsware allmählich abgelöst von Kaffee, Tee und Kakao. Die Küche wurde einfacher, die Menschen würzten weniger.

Im 18. Jahrhundert bemühte man sich, Arznei- und Gewürzdrogen im Inland zu gewinnen, um Geld zu sparen. Heimische Gewürzpflanzen gewannen an Bedeutung und der Ingwer geriet weiter in Vergessenheit.

Auch als der Bedarf an Heil- und Gewürzpflanzen in der ersten Hälfte des 19. Jahrhunderts wieder stieg, blieb es still um den Ingwer. Nur in England erfreute er sich nach wie vor großer Beliebtheit. Sogar Shakespeare erwähnt ihn in seinen Werken. Von Heinrich VIII. heißt es, dass er Unmengen an Ingwer verzehrt hat. Am elisabethanischen Hof erfreute sich das Ingwerbrot großer Beliebtheit.

Bis heute halten sich im englischen Sprachgebrauch zahlreiche Worte und Redewendungen im Zusammenhang mit Ingwer, wie z. B.

- ginger (= Lebendigkeit, Schwung, Energie),
- ginger group (= eine Gruppe von Parlamentsabgeordne-
  ten, die die Regierung zum Handeln bewegt),
- gingerhead (= Rotschopf),
- to ginger up (= eine Sache in Schwung bringen, etwas auf
  Vordermann bringen, jemanden aufmöbeln).

Außerdem gibt es in England etliche Lebensmittel mit Ingwer, wie z. B. Ingwermarmelade, Ginger Ale (= ein nicht-

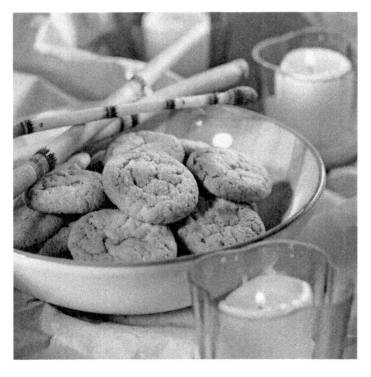

alkoholisches Getränk mit Ingwergeschmack), ginger bread (= Leb- oder Pfefferkuchen mit Ingwergeschmack), ginger nuts (= Ingwerplätzchen), ginger snaps (= Ingwerwaffeln).

Zu Beginn des 20. Jahrhunderts gab es in den USA den Begriff »jake leg«. Als jake wurde ein Extrakt aus Jamaika-Ingwer bezeichnet. Dieser Extrakt wurde als Medizin verschrieben und enthielt bis zu 85 % Ethylalkohol. Als die Prohibitionsbehörden herausfanden, dass der Extrakt als alkoholisches Getränk gehandelt wurde, und Gegenmaßnahmen ergriffen, stellten einige Amateur-Chemiker ein Verfälschungsmittel her, das in den Untersuchungen der Behörden nicht als Ingwerextrakt auffiel und von dem sie glaubten, dass es nicht giftig sei. Das stellte sich als trauriger Irrtum heraus: Das Mittel enthielt einen Weichmacher, der Nervenzellen, besonders in der Wirbelsäule, abtötet. Obwohl die Behörden schnell eingriffen und das Fälschungsmittel konfiszierten, erkrankten 30 000 bis 50 000 Menschen. Man erkannte die Opfer an ihrem typischen Gang: Auf Grund eines Versagens der Muskeln, die die Fußbewegungen koordinieren, warfen sie beim Gehen das Bein hoch in die Luft und ließen den Fuß auf den Boden fallen. Daher der Name »jake leg« (Ingwerbein) und der Begriff »ginger paralysis« (durch Ingwer verursachte Lähmung).

In den Sechzigerjahren kam der Ingwer unbemerkt auch wieder nach Deutschland: Er ist Bestandteil der Würzmischung für die Currywurst, was die meisten Menschen gar nicht wissen.

Gebräuche

In vielen Ländern gibt es Gebräuche, die mit Ingwer in Zusammenhang stehen. Einige muten uns sehr ungewöhnlich an …

China

Im alten China hängte man zwei Scheiben frischen Ingwer an die Seiten des Hausaltars oder legte ein paar seiner Wurzelstöcke zu den Opfergaben, um die Götter günstig zu stimmen, damit sie männliche Nachkommen schickten.

Zu dem Festmahl zu Ehren des Stammhalters gab es ein Schälchen mit eingelegten Ingwerscheiben, die mit Essig rosa gefärbt wurden, was Glück verhieß.

Nach der Geburt erhielt die Mutter eine Suppe aus Schweinefüßen und süßem dunklem Essig, die mit Ingwer und hart gekochten Eiern zubereitet wurde. Der Ingwer sorgte dafür, dass das Blut fließt. Eine Hühnersuppe mit Ingwer, Wein und Erdnüssen half der Mutter, wieder zu Kräften zu kommen, und wurde auch den Besuchern angeboten.

England

Eine beliebte Geschenkidee in der Weihnachtszeit sind selbst gemachte Ingwer-Häuser – wie unsere Lebkuchenhäuser, hergestellt aus Sirup, Margarine, Eiern, Mehl, Ingwer und Gewürzen. Es gibt sogar fertige »Bausätze« zu kaufen.

Irland

Im alten Irland gab es am Ostersonntag, zur Feier des Endes der Fastenzeit, Lamm oder Schinken. Das Lamm wurde traditionell mit frischem Ingwer gewürzt.

Japan

Zu Sushi werden hauchdünne Scheiben von in Essig eingelegtem Ingwer gereicht. Der Ingwer reinigt den Gaumen, so-

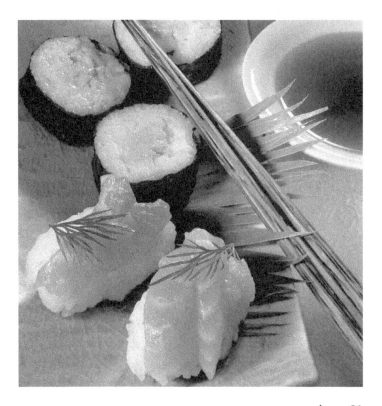

dass der Geschmack der einen Speise nicht den Geschmack der folgenden Speise beeinträchtigt.

Korea
Koreanische Köche unterbinden mit Ingwer den Geruch, der beim Kochen von Hundefleisch entsteht.

Malaysia und Indonesien
In diesen Ländern gibt man Müttern, die gerade entbunden haben, 30 Tage lang Ingwersuppe, um Unreinheiten auszuschwitzen.

Südostasien
Im 13. Jahrhundert sollte die Einnahme eines Pulvers, das u. a. aus Ingwer, Opium, Kubebenpfeffer, Muskat, Nelken und Sandelholz bestand, die Libido steigern. In Indonesien gilt Ingwer als Liebesmittel für Männer und Frauen gleichermaßen.

Ingwer-Steckbrief

Für die, die es ganz genau wissen wollen: Der lateinische Name des Ingwer lautet Zingiber officinale, der wissenschaftliche Rhizoma zingiberis. Von der biologischen Systematik her gehört der Ingwer zur Klasse der Commelinaähnlichen (Commelinidae), zur Ordnung der Ingwerartigen (Zingiberales) und zur Familie der Ingwergewächse (Zingiberaceae), die Teil der Familie der Gewürzlilien sind. Als Ingwergewächs gehört der Ingwer auch zur Familie der Bedecktsamer (Magnoliophyta), von denen einige Arten als Gewürz- und Heilpflanzen genutzt werden. Der Ingwer wird den Einkeimblättrigen (Liliopsida) zugeordnet, einer der drei Familien der Bedecktsamer.

Botanische Informationen

Ingwer ist eine Staude. Er besitzt einen Wurzelstock, der an eine Hand mit Fingern erinnert, auch Rhizom genannt. Dieser kriecht horizontal im Boden. Er verzweigt sich in Seitensprosse, die sich wiederum zu Seitensprossen verzweigen.

Aus den einzelnen Knollengliedern wächst jährlich im Frühjahr ein 1–2 m hoher blütenloser Scheinstängel. In sel-

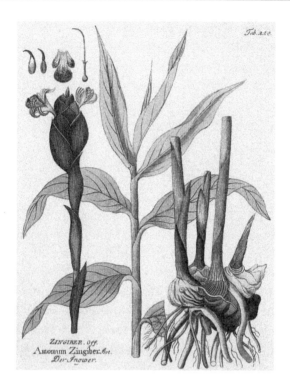

tenen Fällen wächst neben diesem Stängel noch ein zweiter, an dessen Ende sich Blüten befinden, die winzigen Orchideen ähneln.

Die Blätter des Scheinstängels sind 15–30 cm lang, lanzettähnlich, vorn zugespitzt und punktiert. Sie sterben jedes Jahr wieder ab.

Dem Rhizom entspringen neben diesem Scheinstängel auch bis zu 30 cm hohe, Blüten tragende Sprosse, die dicht mit Blättern besetzt sind.

24

Die Blüten befinden sich in einer Ähre, die bis zu 5 cm lang ist. Sie sind leuchtend gelb oder weiß und haben purpurfarbene und gepunktete Lippen.

Der Kelch ist kurz, röhrenförmig und einseitig gespalten; die Kronblätter sind grünlich gelb, im unteren Teil röhrig, nach oben erweitert und enden in drei Zipfeln. Es gibt sechs Staubblätter, von denen fünf zu Staminodien umgebildet sind (allgemein unfruchtbare, also keine Staubbeutel ausbildenden Staubblätter). Das äußere ist kronblattartig umgebildet, die zwei inneren zu einer auffälligen, dreilappigen, gelb-violettbraun gefleckten Lippe verwachsen.

Aus dem unterständigen und dreifächerigen Fruchtknoten entwickelt sich nach der Bestäubung, die in der Regel durch Vögel geschieht, eine fleischige, beerenartige Kapsel mit mehreren Samen.

Die Ingwerpflanze blüht nur selten. Für den Anbau spielt diese geschlechtliche Vermehrung durch Samen auch keine Rolle. Die Verbreitung erfolgt vegetativ (ungeschlechtlich) über die Wurzel.

Ingwer kommt in den Tropen und Subtropen vor. Der Anbau erfolgt in Australien, Brasilien, China, Costa Rica, auf den Fidschi-Inseln, in Indien, Jamaika, Japan, Nigeria, Sierra Leone, Südostasien, Taiwan und Zentralafrika.

Fast die Hälfte der Welternte an Ingwer stammt aus Indien. Die Ingwerpflanze braucht tropisches Klima, d. h. gleichmäßige Temperatur und entsprechend hohe Luftfeuchtigkeit. Sie mag direkte Sonneneinstrahlung und kräftige Regenfälle.

Sie gedeiht in einem leichten, nährstoffreichen Boden,

der einerseits ausreichend natürlichen Dünger braucht und andererseits sorgfältig gepflegt und aufgearbeitet werden muss. Die Ingwerpflanze – eigentlich eine mehrjährige Staude – stellt hohe Ansprüche, sodass sie häufig Jahr für Jahr erneut ausgesetzt wird. Für den Anbau und die Pflege werden zahlreiche ausgebildete Arbeitskräfte benötigt.

Ernte, Verarbeitung, Aufbewahrung

Um eine neue Ingwerstaude zu erhalten, werden kleine Rhizome, die für den Verkauf nicht geeignet sind, in den Boden eingesetzt. Nach ca. neun bis zwölf Monaten, zu dem Zeitpunkt, an dem die Blätter zu welken anfangen, beginnt die Ernte. Die Rhizome werden vorsichtig, eins nach dem anderen, mit Hilfe einer kleinen Hacke aus dem Boden geholt: Die Pflanze wird an den Blättern gefasst und der Wurzelstock vorsichtig aus der Erde herausgedreht. Feine Wurzeln und über der Oberfläche wachsende Pflanzenteile werden entfernt. Sofort danach wird das Rhizom in Wasser gelegt, um das Austrocknen zu verhindern. Außerdem taucht man die Wurzelstücke in heißes Wasser, um Bakterien und Schädlinge zu entfernen. Schließlich werden die Knollen – je nach Region, in der der Ingwer verarbeitet wird – gebürstet oder geschält und dann getrocknet.

Geschälte Wurzelknollen haben eine hellbraune bis schwach gelbliche Farbe.

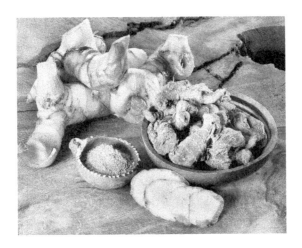

Bei einer frühen Ernte sind die Rhizome noch weich und haben ein samtiges Zitrusaroma. Junger Ingwer wird zur Herstellung von Sirup, Tee oder kandiertem Ingwer verwendet. Lässt man die Pflanze länger in der Erde, wird der Ingwer schärfer und sein Fleisch faseriger. Solcher Ingwer wird u. a. in Pulverform verkauft.

Die »Wurzel«, die wir kaufen, ist nicht die eigentliche Wurzel, sondern der sich unter der Erde ausbreitende Pflanzenstamm (das Rhizom).

Getrockneter, unzerkleinerter Ingwer kann sich bis zu vier Jahren halten. Ingwerpulver kann bei geeigneten Lagerbedingungen (trocken, 15–20 °C) ein bis drei Jahre gelagert werden, verliert aber schneller sein Aroma. Beachten Sie bitte auch das Mindesthaltbarkeitsdatum. Frischer Ingwer hält sich im Kühlschrank einige Wochen.

Bei längerer Lagerung kann der Ingwer innen leicht bläulich werden. Dies bedeutet, dass er zu treiben beginnt, wobei er immer noch verzehrbar bleibt.

Mein persönlicher Tipp:
Bewahren Sie die Knolle in einer Tupperdose auf. Unverpackt trocknet sie schnell aus, in einer Plastiktüte oder in Plastikfolie schimmelt sie leicht.

Sorten

Die verschiedenen Ingwersorten unterscheiden sich in Aussehen und Aroma. Das Aroma wird beschrieben als warm, würzig, süßlich pikant und prickelnd scharf. Frischer Ingwer hat einen pikant-scharfen, zitronenartigen Geschmack.

Australischer Ingwer
ist die mildeste Ingwer-Sorte. Er ist leicht faserig.

Brasilianischer Ingwer
zeichnet sich durch besonders große Knollen aus.

Indischer Ingwer
schmeckt süß und zitronenartig.

Ingwer von den Fidschi-Inseln

hat einen etwas höheren Feuchtigkeitsgehalt als die anderen Sorten und wirkt dadurch nie trocken. Er ist ungeschwefelt, hat keine Fasern wie China- oder Thai-Ingwer und schmeckt angenehm scharf.

Jamaika-Ingwer

hat ein besonders intensives Aroma.

Nigeria-Ingwer

ist sehr scharf, aber arm an Aroma.

Sri-Lanka-Ingwer, wild

ist kleiner, aber aromatischer als die gezüchteten Sorten. Im Geschmack ist er intensiv und würzig-frisch, nicht beißend wie Knoblauch oder Zwiebeln.

Thai-Ingwer

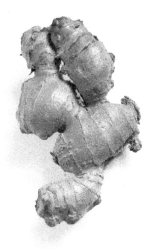

ist eine andere Bezeichnung für Galgant. Diese Wurzelknolle gehört zur Familie des Ingwer. Sie ist weiß bis cremefarbig mit rosa Spitzen. Galgant hat einen scharfen, pfeffrigen Geschmack und wird in der thailändischen Küche häufig verwendet. Man schneidet ihn fein und mischt ihn mit Chilischoten und anderen Gewürzen und Kräutern. So bildet er eine Grundlage für

29

Currygerichte, Suppen und Eintöpfe. Die Thailänder schwören auch auf die medizinische Wirkung der Galgantwurzel. Galgant können Sie ohne weiteres durch frischen Ingwer ersetzen.

Westafrika-Ingwer
ist besonders scharf.

Zur Ingwer-Familie gehören u. a. noch Kardamom und Kurkuma (Gelbwurz), die inzwischen als Gewürze auch in Deutschland bekannt sind, und die Galanga-Wurzel.

Tipp:
Man nimmt eine Ingwerwurzel und lässt sie liegen, bis sich ein grüner Ansatz zeigt. Der Spross wird einfach in einen Topf mit feuchter Erde gepflanzt. Es entsteht daraus eine dekorative, schilfähnliche Pflanze, die sogar blüht.

Die Inhaltsstoffe des Ingwer und ihre Wirkung

Frischer Ingwer besteht zu ca. 80 % aus Wasser. Weitere Inhaltsstoffe sind Stärke, Eiweiße, Fette, Rohfasern, Mineralstoffe und Vitamine, vor allem der A- und B-Gruppe, Scharfstoffe (z. B. Gingerol, der Hauptgeschmacksstoff), Farbstoffe, Schwefel sowie ätherische Öle (1–4 %, davon bis ca. 60 % Zingiberen). Insgesamt sind bis heute über 160 Komponenten im Ingwer nachgewiesen worden. Je nach Herkunft des Ingwer schwanken sie stark in ihrer Zusammensetzung.

Ingwer enthält zahlreiche Nährstoffe.
100 g Ingwer enthalten
97 mg Calcium,
17 mg Eisen,
10 mg Kalium,
130 mg Magnesium,
34 mg Natrium,
140 mg Phosphor.

Hier die wichtigsten Inhaltsstoffe des Ingwer und ihre Wirkung im Detail:

Asparagin

Eine Aminosäure. Asparagin ist u. a. in Spargel enthalten. Wirkt

• harntreibend.

Borneol

Eine chemische Verbindung. Gehört zu den alkoholischen Monoterpenen. Als Bestandteil von ätherischen Ölen ist es enthalten in Bohnenkraut, Kardamom, Muskat und Salbei. Wirkt

• schmerzlindernd,
• entzündungshemmend,
• fiebersenkend,
• leberschützend.

Chavicol

Gehört zu den Phenylpropanen. Es ist verwandt mit dem Estragol. Wirkt

• anregend, stimulierend,
• pilzfeindlich.

Cineol

Gehört zu den alkoholischen Monoterpenen.
Zusammen mit Sesquiterpenen sind diese Hauptbestandteil von ätherischen Ölen, die von Pflanzen in großen Mengen produziert werden. Cineol wird auch Eukalyptol genannt. Es ist scharf und brennend. Vorkommen in Kardamom, Lorbeer, Salbei und Sternanis. Cineol kann eine Alternative zu Cortison sein. Wirkt

- schmerzlindernd,
- schleimlösend,
- hustendämpfend,
- antibakteriell,
- blutdrucksenkend.

Cumen
Zwischenprodukt, das bei der Herstellung von Caprolactam anfällt. Wirkt
- antiallergisch,
- antibiotisch.

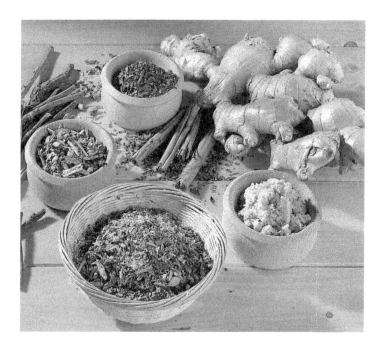

Cymen

Auch p-Cymol. Eine zu den Terpen-Kohlenwasserstoffen gehörende Flüssigkeit. Wirkt

- virenfeindlich,
- pilzfeindlich,
- immunstimulierend.

Dehydrogingeron

Siehe Gingerol. Wirkt

- leberstärkend,
- entzündungshemmend.

Geraniol

Monoterpenalkohol. Bestandteil von ätherischen Ölen. Wirkt

- pilzhemmend (besonders bei Candida),
- insektenabwehrend,
- immunstimulierend.

Gingerdion

gehört zu den phenolischen Phytaminen. Sie stellen Abwehrmechanismen der Pflanzen gegen Viren, Bakterien, Insekten und Fressfeinde dar. Phytamine sind für Pflanzen überlebensnotwendig und wichtig für eine gesunde Ernährung des Menschen. Seit Jahren werden ihre Auswirkungen auf den menschlichen Organismus erforscht. Wirken

- blutdrucksenkend,
- den Blutzuckerspiegel regulierend,
- verdauungsfördernd,

- den Stoffwechsel entgiftend,
- immunstimulierend,
- entzündungshemmend,
- cholesterinsenkend,
- die Krebsentstehung hemmend.

Gingerol

Ist für die Schärfe im Ingwer verantwortlich. Zerfällt zu Zingeron und Hexanal und weiter zu Shoagol. Ist ein Teil des Oleoresins (siehe dort). Ungefähr ein Viertel des zähflüssigen Oleoresins besteht aus den Gingerolen, einer Gruppe organischer Verbindungen. Wirken

- schmerzlindernd,
- fiebersenkend,
- magenberuhigend,
- Verdauungssäfte anregend,
- gerinnungshemmend,
- durchblutungsfördernd,
- cholesterinsenkend,
- leicht blutdruckregulierend.

Gingerol und Shoagol gemeinsam wirken herzstärkend, immunstimulierend und appetitanregend.

Hexahydrocurcumin

Curcumin kommt in natürlicher Form in der Gelbwurzel (Curcuma) vor. Es ist orange-gelb. Man verwendet es als Lebensmittelzusatz, E100. Es ist auch synthetisch herstellbar.

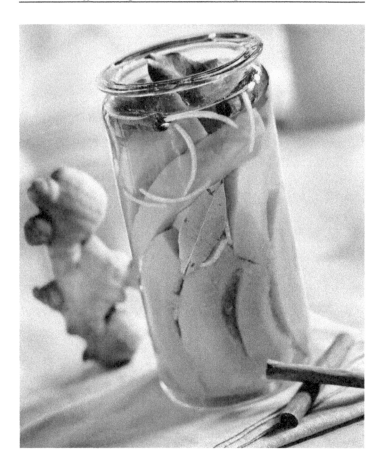

Curcumin ist ein traditioneller und wesentlicher Bestandteil von Curry. Wirkt

- immunstimulierend,
- leberstärkend,
- cholesterinsenkend,

- Gallesekretion und Bauchspeicheldrüsenenyme anregend,
- Insekten abwehrend,
- hautreizend.

Limonen

Naturstoff aus der Gruppe der monocyclischen Monoterpene.

Farblose Flüssigkeit mit zitronenartigem Geruch. Wirkt

- beruhigend,
- entkrampfend,
- immunstimulierend,
- insektenabwehrend,
- hautreizend.

Linalol

Bestandteil von ätherischen Ölen. Wirkt

- spannungslösend,
- beruhigend,
- schmerzlindernd,
- antibakteriell.

Myrcen

7-Methyl-3-Methyl-1,6-Oktadien.

Farblose bis leicht gelbe Flüssigkeit. Acyclisches Monoterpen und Bestandteil von ätherischen Ölen. Vorkommen in Dill, Estragon, Fenchel, Hanfölen, Hopfen, Kümmel. Wirkt

- antibakteriell,
- beruhigend,
- immunstimulierend,

- insektenabwehrend,
- muskelentspannend.

Neral

Stereoisomer.

Bildet zusammen mit dem Stereoisomer Geranial das Citral, den Hauptbestandteil von Zitronengrasöl. Wirkt

- bakterienfeindlich.

Oleoresin

(s. a. Gingerol, Shogaol)

Eine zähflüssige goldbraune Flüssigkeit, die entsteht, wenn man Ingwer mit Lösungsmitteln wie Alkohol auszieht und dann eindampft. Sie besteht etwa zu einem Drittel aus den flüchtigen ätherischen Ölen, zu einem Drittel aus Scharfstoffen und zu einem Drittel aus Fetten und anderen organischen Stoffen. Es wird durch Lösungsmittelextraktion aus Samen, Wurzeln, Blättern oder Früchten gewonnen. In fast allen Oleoresinen ist ätherisches Öl enthalten. Wirkt

- färbend,
- geschmackgebend,
- beruhigend,
- entkrampfend.

Phytohormone

regen die Produktion körpereigener Hormone an oder wirken direkt hormonähnlich im Körper.

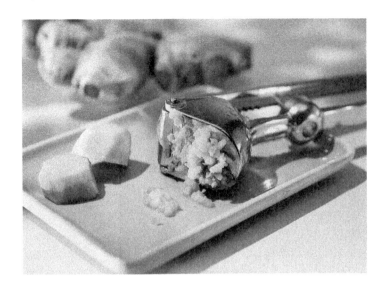

Pinen

Alpha- und beta-Pinen sind bicyclische Terpene. Sie bilden den Hauptbestandteil der Terpentinöle, die durch Wasserdampfdestillation aus dem Harz von Pinusarten gewonnen werden. Wirken

- immunstimulierend,
- schleimlösend,
- hustendämpfend,
- insektenabwehrend.

Protease

Enzym, das Proteine oder Peptide spalten kann. Wirkt

- eiweißverdauend,
- allgemein verdauungsanregend.

39

Shoagol (Teil des Oleoresins)

Hauptschärfeträger des Ingwer. Es vermehrt sich während der Lagerung und durch Erhitzung. Wirkt

- anregend,
- schmerzlindernd,
- fiebersenkend,
- beruhigend,
- gefäßerweiternd,
- blutdrucksteigernd,
- verdauungsunterstützend,
- cholesterinsenkend,
- blutgerinnungshemmend.

Terpineol

Bezeichnung für die drei Isomere α-, β- und γ-Terpineol, monocyclische Monoterpenalkohole mit der Summenformel $C_{10}H_{18}O$. Es handelt sich dabei um klare, farblose Flüssigkeiten mit verschiedenen, charakteristischen Gerüchen. Der Begriff »Terpineol« wird häufig für α-Terpineol verwendet. Wirkt

- desinfizierend,
- hustendämpfend.

Zineol

Ätherisches Öl. Wirkt

- die Durchblutung der Haut verstärkend.
- Vorsicht: Wirkt in sehr hohen Dosierungen hautreizend!

Zingeron

Monoterpenderivat, Phenylpropan, entsteht aus Gingerol. Wenn Ingwer alt ist, falsch gelagert oder sehr lange gekocht wird, verliert er seine Schärfe wieder. Die dann entstehenden Verbindungen heißen Zingerone. Wirken blutdrucksteigernd.

Zingiberol

Hydroxyform von Zingiberen. Wirkt
• entzündungshemmend,
• bakterienfeindlich.

Zingiberon/Zingiberen

Sesquiterpen, Spaltprodukt des Gingerols, ätherisches Öl. Wirkt
• eventuell anti-tumoral.

Die Gingerole sind von besonderer Bedeutung. Sie haben eine ähnliche chemische Struktur und Wirkung wie das Aspirin. Fünf Gramm Ingwer täglich sollen deshalb die Anfälligkeit für Schlaganfälle und Thrombose bedeutend verringern.

Wissenswertes zur Verwendung von Ingwer als Heilmittel

Bevor Sie beginnen, Symptome oder Krankheiten mit Ingwer zu behandeln, halten Sie bitte Rücksprache mit Ihrem Arzt, und lesen Sie aufmerksam die Hinweise in diesem Kapitel.

In Indien gibt es eine alte Redensart: »There is no tincture without ginger.« Es gibt keine Tinktur ohne Ingwer. Die meisten ayurvedischen Heilmittel enthalten Ingwer, da dem Ingwer nachgesagt wird, dass er die Heilfähigkeit anderer Pflanzen verstärken kann.

Seit 1988 ist der Ingwer in Deutschland als Heilpflanze wissenschaftlich anerkannt. Insgesamt werden ihm 22 pharmakologische Eigenschaften attestiert, wie z. B.:
- antibakteriell,
- antiemetisch (vor Erbrechen schützend),
- antihepatoxisch (die Leber schützend),
- antioxidativ (die Zelle vor freien Radikalen schützend),
- durchblutungsfördernd,

- die Gallensaftproduktion steigernd,
- kardiotonisch (herzstärkend).

1997 wurde Ingwer für die Indikationsgebiete »dyspeptische Beschwerden« und »Verhinderung von Reisekrankheiten« in das Deutsche Arzneibuch aufgenommen.

Zusammenfassend lässt sich sagen, dass Ingwer alle Körperfunktionen anregt und die Ausscheidung von Ablagerungen fördert. Er dient als Lebenselixier für Menschen, die in kühlen Gegenden leben, schafft einen Ausgleich bei qualitativ mangelhafter Ernährung, verhilft zu Lebensqualität und Vitalität.

Auf der seelischen Ebene löst Ingwer Erstarrungen und Verhärtungen. Er hilft der Lebensenergie, Blockaden zu überwinden und wieder frei zu fließen. Ingwer eignet sich sehr gut für Menschen, die allzu hart mit sich und anderen umgehen, die zu diszipliniert leben.

Dosierung und Anwendung

Ingwer kann als Tee, Tinktur oder als Pulver (vor allem bei Brechreiz) eingenommen werden. Außerdem ist er als fertiges Arzneipräparat oder als Bestandteil einiger Kombinationsmedikamente zur Behandlung von Verdauungsbeschwerden, Übelkeit und Erbrechen erhältlich. Die Tagesdosis sollte 2–4 g nicht übersteigen.

Nachstehend einige Ingwerzubereitungen und die empfohlenen Dosierungen:

Innere Anwendung

Bei schlechter Durchblutung und bei Kältegefühl wirkt Ingwer anregend und durchwärmend. Er ist appetitanregend, magenstärkend und mildert Verdauungsbeschwerden, weil er die Speichelproduktion anregt. Er ist hilfreich gegen Übelkeit bei Reise- und See- bzw. Luftkrankheit, Erbrechen und Schwindel gehen zurück. Er ist fiebersenkend und wirkt vorbeugend bei ansteckenden Krankheiten, indem er Erreger abtötet. Er hilft bei Impotenz.

Äußere Anwendung

Ingwer ist gut geeignet zum Gurgeln bei Angina. In Form von Badezusatz, Salben und Kompressen bei rheumatischen Schmerzen und schlechter Durchblutung ist er ebenfalls angezeigt. Sie können ihn außerdem äußerlich als wohltuendes Muskeltonikum nutzen.

Ingwerbier (Ginger Ale – eigentlich Limonade)

Achten Sie darauf, dass Sie Produkte mit echtem Ingwer bekommen, nicht mit Ingwerersatz. Ein 250-ml-Glas enthält ca. 1 g Ingwer.

Ingwerkapseln

100–200 mg, alle vier Stunden oder bis zu dreimal täglich. Ingwerkapseln werden zusammen mit einem Glas Wasser eingenommen.

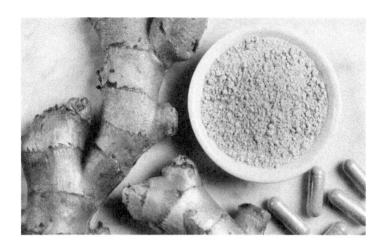

Ingwerpulver, frisch gerieben

½ bis ¾ Teelöffel, alle vier Stunden oder bis zu dreimal täglich.

Ingwertee, selbst zubereitet

Bei ½ Teelöffel frisch geriebenem Ingwer auf 250 ml sehr heißes, nicht kochendes Wasser, fünf bis zehn Minuten gezogen, nehmen Sie pro Tasse ca. 250 mg Ingwer zu sich.

Ingwerwurzel, frisch, in Scheiben geschnitten

Essen Sie alle vier Stunden oder bis zu dreimal täglich 0,5 bis 1 cm große Scheiben, geschält.

Kristallisierter Ingwer

Ein 2,5 cm großes und 0,6 cm dickes Stück enthält ca. 500 mg Ingwer. Sie können bis zu zwei Stück täglich essen.

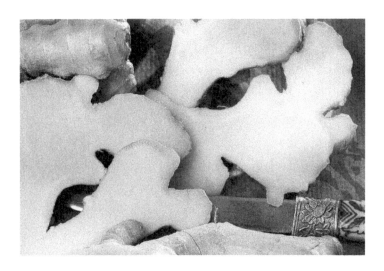

Wechselwirkungen

von Medikamenten oder Nahrungsmitteln mit Ingwer sind nicht bekannt.

Mögliche Nebenwirkungen

Die Einnahme von Ingwer in allen verfügbaren Formen für eine Vielzahl von Beschwerden ist sehr sicher. In sehr seltenen Fällen kann es zu Sodbrennen oder zu Hautreizungen kommen.

Gegenanzeigen

Patienten mit Gallensteinen sollten Ingwer nur nach Rücksprache mit ihrem Arzt verwenden. Ingwer regt den Gallenfluss an und kann daher zu einer Verschlimmerung der Beschwerden führen. Weitere Gegenanzeigen sind

Hautentzündungen, hohes Fieber, Geschwüre im Verdauungstrakt, offene Wunden.

Ingwer für Kinder

Kinder unter sechs Jahren sollten sicherheitshalber keinen Ingwer oder Ingwerpräparate bekommen (das ist eine allgemeine Empfehlung für Arzneien bei Kindern). Die Mengen, die beim Kochen verwendet werden, sind dagegen unbedenklich.

Vor geplanten Operationen

Nehmen Sie drei bis vier Tage vor einer geplanten Operation keinen Ingwer mehr zu sich. Nach der Operation können Sie wieder damit anfangen. Über längere Zeit oder in hoher Dosis verwendeter Ingwer kann nämlich einen Einfluss auf die Blutgerinnung und den Blutdruck haben und den Blutzuckergehalt senken.

Schwangerschaft

Ingwer gegen Schwangerschaftsübelkeit sollten Sie nur in den ersten zwei Monaten und auch nur nach Rücksprache mit Ihrem Arzt verwenden. Dasselbe gilt für die Stillzeit. Gegen die Verwendung von Ingwer beim Kochen ist nichts einzuwenden.

Ingwer in hoher Dosierung ist wegen seiner abtreibenden Wirkung tabu, kann aber bei der Geburt selbst die Wehen mildern.

Krankheiten und Symptome, die sich mit Ingwer positiv beeinflussen lassen

In diesem Kapitel finden Sie in alphabetischer Reihenfolge Krankheiten und Symptome sowie dazu passende Behandlungsvorschläge mit Ingwer. Außerdem gibt es persönliche Tipps aus der Erfahrung der Autorin. Die praktischen Anwendungen sind genau erklärt.

Adipositas (Fettsucht)

Übergewicht entsteht zumeist aus einer Mangelernährung, d. h., der Körper erhält zu wenig hochwertige frische Nahrung und zu wenige hochwertige Fette. Vitalstoffarme Kost wie Fastfood und Fertigprodukte sowie Weißmehl- und zuckerhaltige Produkte entziehen dem Organismus lebenswichtige Stoffe.

In seltenen Fällen ist eine Unterfunktion bestimmter Hormondrüsen für eine Adipositas verantwortlich. Zu den Folgen der Adipositas zählen Hypertonie, Diabetes, Herzinfarkte, Schlaganfälle, Gallenblasenerkrankungen, Gicht u. v. m.

Wie Ingwer hilft

Bei der Umstellung auf eine gesunde, vitalstoffreiche Ernährung ist Ingweressig (siehe Seite 114) eine gute Unterstützung. Weitere Informationen dazu finden Sie in den Kapiteln »Ingwer und Ingwer-Produkte im Handel« und »Heilmittel und Anwendungen mit Ingwer«.

Allergien

Übertriebene Reaktion des Immunsystems auf normalerweise harmlose Umweltstoffe. Zu den Symptomen gehören Atemwegserkrankungen, Augenprobleme, Fieber, Hautirritationen, Müdigkeit und Verdauungsstörungen.

Wie Ingwer hilft

Ingwer beruhigt und entspannt den Organismus und hemmt Entzündungen.

Was Sie tun können

• Suchen Sie zunächst einen Arzt auf, und lassen Sie gegebenenfalls einen Allergietest machen.
• Zur Unterstützung der Behandlung trinken Sie bis zu vier Tassen Ingwertee pro Tag. Naturheiler empfehlen außerdem, frischen Ingwer zu kauen und echtes Ingwerbier oder den Saft einer frischen Ingwerwurzel (Wurzel wird ausgepresst, am besten in einer Knoblauchpresse) mit einem Löffel Honig vermischt zu trinken.

Angstzustände

Sie treten urplötzlich und ohne Vorwarnung auf. Die Betroffenen leiden an Beklemmungsgefühlen, Herzschmerzen und Atemnot und haben Angst vor dem Alleinsein.

Wie Ingwer hilft

Ingwer beruhigt, entspannt und harmonisiert. Er bringt die Dinge wieder in Fluss, gibt Kraft und Zuversicht und stimmt positiv und gelassen.

Was Sie tun können

- Kochen Sie regelmäßig mit Ingwer.
- Trinken Sie regelmäßig Ingwertee.
- Gönnen Sie sich regelmäßig Massagen mit Ingweröl.

Mein persönlicher Tipp:

Wenn Sie öfter zu kämpfen haben mit Unausgeglichenheit, Ängsten, Selbstzweifeln, trüber Stimmung und zu hohen Ansprüchen an sich selbst, geben Sie ein paar Tropfen reines ätherisches Ingweröl (am besten aus kontrolliert biologischem Anbau) in eine Duftlampe. Wenn Sie das regelmäßig tun, werden Sie spüren, dass Ihnen leichter ums Herz wird. Ingweröl in der Duftlampe ist auch sehr hilfreich in Zeiten seelischer Belastung.

Arteriosklerose

Auch Arterienverkalkung genannt. Ablagerung von Blutfetten, Blutgerinnseln/Blutpfropfen, Bindegewebe und Kalk in den Blutgefäßen. Ursachen dafür sind u. a. Übergewicht, Bluthochdruck, Rauchen, Gicht. Auf Grund der möglichen Folgekrankheiten (Durchblutungsstörungen der Beine, Schlaganfall, Niereninsuffizienz, Herzinfarkt) zählt die Arteriosklerose zu den häufigsten Todesursachen in den modernen Ländern der Erde.

Wie Ingwer hilft
In Tierversuchen wurde nachgewiesen, dass Ingwer die Aufnahme des Cholesterins aus der Nahrung hemmen und die Ausscheidung von Cholesterin erhöhen kann.

Was Sie tun können
• Kochen Sie regelmäßig mit Ingwer.
• Trinken Sie regelmäßig Ingwertee.

Asthma

Im Volksmund Bezeichnung für Bronchialasthma (Asthma bronchiale). Eine oft schwere Atemnot, die anfallsweise auftritt und für die es verschiedene Ursachen gibt (allergische Reaktionen, Herzinsuffizienz, Harnvergiftung auf Grund von Nierenversagen). Weitere Formen sind das Asthma cardiale, eine Atemnot, die auf Grund einer Stauung im kleinen Kreislauf bei Linksherzinsuffizienz auftritt, und das Asthma uraemicum, bei dem als Folge einer Harnvergiftung die Lunge durchtränkt wird.

Wie Ingwer hilft

Bei einem akuten Anfall sind warme Getränke mit Ingwer sehr zu empfehlen. Die verschiedenen Inhaltsstoffe des Ingwer wirken antiallergisch (Cumen), beruhigend und entkrampfend (Oleoresin, Limonen, Linalol und Myrcen), schleimlösend und hustendämpfend (Cineole und Pinen).

Was Sie tun können

- Trinken Sie möglichst viel, möglichst scharf und möglichst warm. Wenn Sie viel Flüssigkeit zu sich nehmen, wird der Schleim weniger zäh. Der folgende Tee hat sich bewährt als Hustenlöser bei einem Asthmaanfall: Rühren Sie 1 TL frischen Ingwersaft in eine Tasse Tee, zubereitet aus 1 TL Bockshornkleesamen. Zum Süßen können Sie Honig dazugeben. 10 Minuten ziehen lassen.
- Reiben Sie Brust und Rücken mit Ingweröl ein, und halten Sie diese Stellen warm.

Bronchitis, akut

Starker schmerzhafter Husten mit gelblichem bis dunkelgrünem Auswurf, oft einhergehend mit Schüttelfrost, Atembeschwerden und hohem Fieber. In 95 % aller Fälle die Folge einer Virusinfektion.

Wie Ingwer hilft

Seine Inhaltsstoffe Cumen, Cymen, Linalol, Myrcen, Neral und Terpineol wirken antibakteriell. Cineole und Pinen helfen den Schleim zu lösen und dämpfen den Husten.

Was Sie tun können

- Trinken Sie reichlich Hustentee mit Ingwer. Besonders bewährt hat sich folgendes Rezept:
- Nehmen Sie je ½ TL gemahlenen Ingwer, Pfeffer und Gewürznelken dreimal täglich mit Honig oder mit Tee.
- Nehmen Sie vor dem Schlafengehen ein Gemisch aus 1 Prise gemahlenem Ingwer und ½ Teelöffel Zucker zu sich. Es wird auf die Zunge gegeben und soll sich langsam auflösen.
- Reiben Sie die Brust mit Ingweröl ein.
- Machen Sie einen Ingwerumschlag (siehe Seite 110) und legen ihn auf die Brust.

Mein persönlicher Tipp:

Geben Sie einige Tropfen Ingweröl auf ein Stofftaschentuch, wickeln Sie es in Alufolie, legen Sie es auf die bekleidete Brust und geben Sie eine Wärmflasche darauf. Hilft hervorragend gegen quälenden Husten.

Diarrhöe (Durchfall)

Durchfall kann vielerlei Ursachen haben – eine Magenverstimmung, Verzehr von verdorbenen Nahrungsmitteln, Infektionen durch Bakterien, Viren oder Pilze u. v. m. Bei anhaltendem Durchfall kommt es schnell zur Austrocknung und zum Verlust lebenswichtiger Elektrolyte.

Wie Ingwer hilft

Ingwer entkrampft, entspannt und beruhigt den gesamten Magen-Darm-Bereich. Außerdem hemmt er eventuelle Entzündungen.

Was Sie tun können

Am wirksamsten gegen Durchfall ist Ingwer in gekochter Form. Trinken Sie heißes Ingwerwasser (siehe Seite 207 ff.) oder kauen Sie gekochte Ingwerscheiben.

Mein persönlicher Tipp:

Trinken Sie zur Vorbeugung gegen Magen-Darm-Grippe oder Reisedurchfälle heißes Ingwerwasser oder Ingwertee (siehe Seite 215). Würzen Sie auf Reisen Ihre Speisen wenn möglich mit frischem Ingwer.

Durchblutungsstörungen

Mangelhafte Durchblutung eines Körperteils oder eines Organs, zurückzuführen auf eine Behinderung des arteriellen Blutzuflusses (arterielle Durchblutungsstörungen) oder des venösen Blutabflusses (Stauung, venöse Durchblutungsstörungen). Bei der Behinderung kann es sich um eine organische (z. B. Gefäßverengung oder -verschluss bei Arteriosklerose) oder eine funktionelle handeln (z. B. Gefäßverkrampfung). Der Sauerstoffmangel führt zu Funktionsstörungen des betroffenen Gewebes, zu Schmerzen und Schädigungen der Gewebsstruktur bis zum Gewebetod (Brand, Gangrän, Atrophie).

Wie Ingwer hilft

Vor allem die Inhaltsstoffe Gingerol, Linalol, Shoagol und Zineol

- verbessern die Fließeigenschaften des Blutes,
- wirken dadurch einer Verklumpung der Blutkörperchen entgegen,
- kurbeln den Blutkreislauf an,
- stärken das Herz,
- wärmen den gesamten Organismus von innen und sorgen so für bessere Durchblutung.

Was Sie tun können

- Ingwertee trinken (siehe Seite 215).
- Die betroffenen Körperteile mit Ingweröl massieren.
- Ein Teilbad mit Ingweröl oder Ingwertinktur zubereiten.

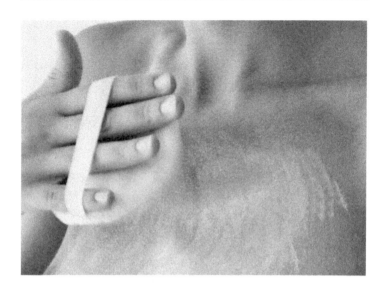

- Kneippen mit Ingwer.
- (Zu den drei letzten Punkten s. das Kapitel »Heilmittel und Anwendungen mit Ingwer«)
- Anwendungen mit Ingwer gehören zu den wirksamsten der Kneipptherapie. Sie harmonisieren den Kreislauf und verbessern die Durchblutung. Achtung: Die Kneipptherapie empfiehlt sich nur, wenn eine organische Erkrankung als Ursache für die Durchblutungsstörung ausgeschlossen ist!

Halsschmerzen

Die Symptome reichen vom leichten Kratzen im Hals bis zu einer Streptokokken-Angina, die von einem Arzt behandelt werden muss. Bei einer Virenattacke breiten sich die Erreger großflächig auf der Mund- und Rachenschleimhaut aus. Die Folge ist ein unangenehmes Druck- und Schluckgefühl.

Wie Ingwer hilft

Ingwer lindert die Schmerzen und hemmt die Entzündung. Er fördert die Durchblutung in dem betroffenen Gebiet und beschleunigt so die Heilung.

Was Sie tun können

- Einen Halswickel zubereiten:
- Stellen Sie einen Brei aus gehackten Zwiebeln und Ingweressig (siehe Seite 114) her und streichen Sie ihn auf ein Tuch.
- Das Tuch wird um den Hals gewickelt und mit einem Schal befestigt. Sobald der Brei trocken ist, können Sie den Wickel abnehmen.
- Einen Tee zubereiten:
- Eine große Tasse Wasser zum Kochen bringen,
- ½ unbehandelte Zitrone von Hand in den Topf auspressen, die Schale in Stücke schneiden und ebenfalls zugeben,
- ½ Zimtstange, in kleine Stücke gebrochen zugeben,
- ein daumengroßes Stück frischen Ingwer, klein gehackt, zugeben,
- Alles ca. 10–15 Min. leicht weiterköcheln lassen.
- Danach absieben und ca. 2 EL frischen Waldhonig, Blütenhonig oder Rohrohrzucker zugeben.
- Trinken Sie diesen Tee möglichst heiß in kleinen Schlu-

cken; zu Beginn der Behandlung zwei Tassen nacheinander, danach alle drei bis vier Stunden eine frisch zubereitete Tasse. Wenn Sie bei den ersten Anzeichen einer Halsentzündung diesen Tee zu sich nehmen, verschwinden die Symptome innerhalb von wenigen Stunden. Trinken Sie ruhig noch ein bis zwei weitere Tassen auch an den folgenden Tagen.

Mein persönlicher Tipp:
Gurgeln Sie mit warmem Ingwerwasser. Sie werden in der kalten Jahreszeit deutlich weniger Halsentzündungen bekommen.

Hämorrhoiden

Hämorrhoiden sind krampfaderartige Erweiterungen der Venen im Übergang vom Mastdarm zum Enddarm. In dieser Region gibt es besonders viele Gefäße. Sie unterstützen die Muskulatur, um einen sicheren Verschluss des Afters zu garantieren.

Die Hauptursache für Hämorrhoiden ist chronische Verstopfung. Weitere Ursachen sind Bewegungsmangel, zu geringe Flüssigkeitszufuhr und Übergewicht. Auch in der Schwangerschaft kommt es auf Grund einer hormonell bedingten Bindegewebslockerung häufig zu Hämorrhoiden.

Wie Ingwer hilft

Innerlich angewendet sorgt er für eine gute Verdauung. Äußerlich angewendet (in Form von Ingwerpaste, siehe Seite 108) hemmt er Entzündungen.

Was Sie tun können

- Wenden Sie sich zunächst an Ihren Arzt.
- Stellen Sie Ihre Ernährung um, und kochen Sie regelmäßig mit Ingwer.
- Behandeln Sie die Hämorrhoiden äußerlich mit Ingwerpaste.

Harnwegs- und Nierenerkrankungen

Zu den ableitenden Harnwegen gehören das Nierenbecken, der Harnleiter, die Harnblase und die Harnröhre. Sie sind für die Zwischenspeicherung des Urins und dessen Ableitung aus dem Körper verantwortlich. Entzündungen, die sich hier bilden, können schnell zur Niere aufsteigen.

Die Nieren reinigen u. a. das Blut von Abfallstoffen des Stoffwechsels, regulieren den Wasser- und Mineralstoffhaushalt des Körpers und helfen dem Organismus bei der Regulierung des Blutdrucks und der Produktion der roten Blutkörperchen.

Wie Ingwer hilft

Der Inhaltsstoff Asparagin wirkt durchblutungsfördernd

und leicht entwässernd. Borneol, Dehydrogingeron und Gingerdion beugen Entzündungen vor.

Was Sie tun können

- Suchen Sie zunächst einen Arzt auf.
- Unterstützen Sie die Behandlung, indem Sie für Wärme sorgen und reichlich Ingwertee (Zubereitung siehe Seite 215) trinken.

> **Tipp:**
> Wenn der Harn durchsichtig und geruchsneutral ist, stimmt die Trinkmenge. Nehmen Sie zu wenig Flüssigkeit zu sich, kann es langfristig zu einer Dehydrierung kommen. Trinken Sie zu viel, müssen die Nieren verstärkt arbeiten und scheiden Vitamine und Mineralien aus, die der Stoffwechsel noch benötigt hätte.

Herpes Simplex

Man unterscheidet den Herpes labialis, bekannt als Fieberbläschen an der Lippe, und den Herpes genitalis, eine Herpesinfektion der Geschlechtsorgane. Das Virus wird durch Tröpfcheninfektion, Küsse und Sexualkontakte übertragen. Die Behandlung kann sehr langwierig sein. Bei vielen Menschen tritt der Herpes immer wieder auf.

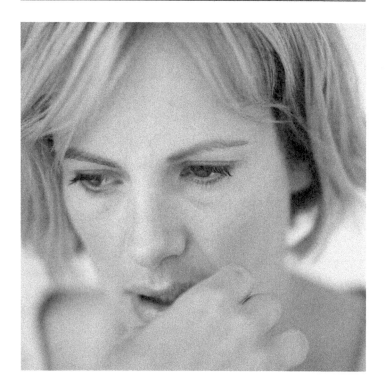

Wie Ingwer hilft

Ingwer beschleunigt den Stoffwechsel und hilft dem Körper beim Ausscheiden von Giftstoffen. Äußerlich angewendet beschleunigt er das Abheilen der Bläschen und lindert
die Schmerzen.

Was Sie tun können

Trinken Sie zur Vorbeugung regelmäßig Ingwertee (siehe
Seite 215). Behandeln Sie entstehende Bläschen mit ver-

dünntem (Verhältnis 1:1) Ingweröl oder mit Ingwerkompressen (siehe Seite 110).

Hexenschuss (Lumbago)

Akut einsetzender, stechender Schmerz im Rücken, oft verbunden mit einem Lähmungsgefühl oder einer Zwangs-

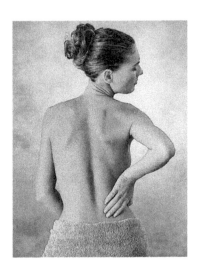

haltung. Ursachen: Verspannung der Rückenmuskulatur, Fehlhaltung, einseitige Belastung, Zugluft, Blockaden. Behandlung: Salben, Wärmeanwendungen, Schmerzmedikation.

Wie Ingwer hilft
Siehe Ischiasprobleme

Was Sie tun können
Siehe Ischiasprobleme

Hypertonie

Hypertonie bezeichnet im täglichen Sprachgebrauch die arterielle Hypertonie, d. h. den Hochdruck in den Arterien des Körpers. Seltener sind die pulmonale Hyperto-

Mein persönlicher Tipp:

Wenn Sie morgens Gymnastik machen, trinken Sie vorher ein paar Schlucke Ingwerwasser zum Aufwärmen und Kreislauf ankurbeln und massieren Sie sich anschließend mit Ingweröl. Sehr hilfreich für Menschen, die morgens nur schwer »in die Gänge« kommen.

nie (Hochdruck in den Arterien vom Herzen zu den Lungenflügeln) oder die portale Hypertonie (länger anhaltende Steigerung des Blutdrucks in der Pfortader oder in einem ihrer Äste).

Von niedrigem Blutdruck (Hypotonie) spricht man bei Werten unter 100/60 mm Hg. Die Hypotonie gilt nicht als Krankheit, beeinträchtigt jedoch durch ihre Symptome (Schwindel, Schwarzwerden vor Augen, Abgeschlagenheit, kalte Hände und Füße) erheblich das Lebensgefühl der Betroffenen.

Wie Ingwer hilft

Allgemein wirkt der Ingwer gefäßerweiternd und durchwärmend und hat dadurch insgesamt eine ausgleichende Wirkung auf den Blutdruck. Der Inhaltsstoff Gingerol wirkt blutdrucksenkend, Shoagol leicht blutdrucksteigernd.

Was Sie tun können

Bei hohem Blutdruck kann Ingwer allein nicht helfen. Bitte besprechen Sie geeignete Therapiemaßnahmen mit Ihrem Arzt.

Bei niedrigem Blutdruck ist es hilfreich, Arme, Beine und Schläfen mit Ingweröl einzureiben.

Ischiasprobleme

Der Ischiasnerv verläuft von der Wirbelsäule über den Oberschenkel und über die Wade bis in den Fuß. Eine Entzündung verursacht heftige Schmerzen, typischerweise einseitig. Oft kommt es auch zu einem Gefühl von Taubheit oder Kribbeln. Ursachen für eine Ischiasentzündung sind oft Verspannungen oder Abnutzungserscheinungen. Auch ein Infektionsherd im Körper kann eine Entzündung des Ischiasnervs hervorrufen. In der Schwangerschaft kann das werdende Kind auf den Nerv drücken und so die typischen Schmerzen hervorrufen.

Wie Ingwer hilft

Seine Inhaltsstoffe wirken schmerzstillend und entzündungshemmend.

Was Sie tun können

Massieren Sie den schmerzenden Bereich mit Ingweröl.

Mein persönlicher Tipp:

Wenn Sie häufiger Ischiasprobleme haben, praktizieren Sie regelmäßig Yoga, Zilgrei, Tai Chi oder Qi Gong und reiben Sie nach den Übungen die anfälligen Bereiche mit Ingweröl ein. Sie werden erstaunt sein, wie schnell Sie eine Besserung verspüren.

Kopfschmerzen

Ein Sammelbegriff für verschiedenste Schmerzempfindungen im Bereich des Schädels. Ursache dafür ist die Reizung der Schädeldecke, der Hirnhäute, der Blutgefäße im Gehirn, der Hirnnerven oder des obersten Spinalnervs. Die Auslöser für diese Reizung sind sehr zahlreich. Sie reichen u. a. von Stress und Verspannungen über Augenprobleme, Erkältungskrankheiten und Viruserkrankungen bis hin zu Nebenwirkungen von Medikamenten.

Wie Ingwer hilft

Er durchwärmt den Organismus und trägt so zur Entspannung bei. Die im Kopf gestaute Energie wird nach unten in den Körper geleitet. Der Inhaltsstoff Oleoresin enthält chemische Verbindungen, die auch in Kopfschmerzmitteln enthalten sind.

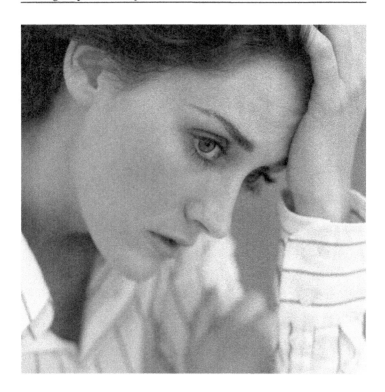

Was Sie tun können

- Trinken Sie regelmäßig Ingwertee (siehe Seite 215).
- Migränepatienten können zur Vorbeugung Ingwerpulver einnehmen. In der ayurvedischen Medizin wurden damit Erfolge erzielt.
- Bei akuten Kopfschmerzen:
- Massieren Sie die Schläfen mit Ingweröl.
- Legen Sie sich kalte Ingwerkompressen (siehe Seite 110) auf die Stirn und in den Nacken.

- Verrühren Sie einen Teelöffel Ingwerpulver mit etwas warmem Wasser, bis eine streichfähige Masse entsteht. Tragen Sie diese auf Stirn und Schläfen auf und legen Sie sich mit geschlossenen Augen für eine halbe Stunde hin.

Krämpfe

Schmerzhafte Muskelkontraktionen mit unterschiedlichen Ursachen wie mechanische und chemische Reize, Überanstrengung einzelner Muskelgruppen und psychische Einflüsse.

Wie Ingwer hilft

Ingwer wirkt durchwärmend, entspannend und entkrampfend.

Was Sie tun können

Gießen Sie eine Tasse frisch gekochtes Wasser über einen Teelöffel mit getrockneter oder frisch gehackter Ingwerwurzel. Bedecken Sie den Sud, lassen ihn 10 Minuten ziehen und gießen ihn dann durch ein Sieb.

Trinken Sie täglich 3–4 Tassen nach den Mahlzeiten. Dieser Tee wirkt sowohl bei Magen-Darm-Krämpfen als auch bei Menstruationskrämpfen.

Leberbeschwerden

Die Leber ist unser zentrales Stoffwechselorgan. Zu ihren Aufgaben gehören u. a. die Produktion lebenswichtiger Eiweißstoffe, die Verwertung von Bestandteilen aus der Nahrung, die Produktion von Galle und damit verbunden der Abbau und die Ausscheidung von Stoffen, die der Körper nicht mehr benötigt. Eine Überlastung der Leber zeigt sich in Symptomen wie Völlegefühl, Schmerzen im rechten Oberbauch oder Appetitlosigkeit.

Wie Ingwer hilft

Seine Inhaltsstoffe unterstützen die Leber bei der Entgiftung. Durch die Wärme, die Ingwer im Organismus erzeugt, steigt auch die Temperatur in der Leber. Damit wird der Leber- und Gallenstoffwechsel positiv beeinflusst.

Was Sie tun können

- Kochen Sie regelmäßig mit Ingwer.
- Trinken Sie regelmäßig Ingwertee (siehe Seite 215).
- Bei akuten Problemen: Machen Sie Leberwickel mit Ingweröl. Tränken Sie dazu ein Tuch in heißem Wasser, geben Sie ein paar Tropfen Ingweröl darauf und legen es auf die Leber, darauf noch eine Wärmflasche. Dauer: ca. eine halbe Stunde.

Menstruationsbeschwerden

Der weibliche Zyklus ist sehr anfällig für Störungen aller Art. Wenn Ihr Arzt organische Ursachen für Ihre Beschwerden ausgeschlossen hat, können Sie Ingwer zur Unterstützung einsetzen.

Ingwer gilt bei verzögerter Menstruation als austreibendes Mittel.

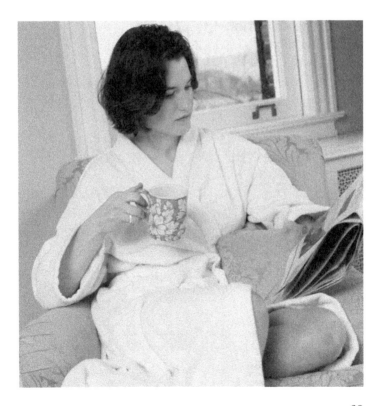

Wie Ingwer hilft

Auch in diesem Fall hilft die durchwärmende, krampflösende Wirkung des Ingwer. Er lindert Schmerzen, löst Blockaden und beruhigt. Die entkrampfenden und entspannenden Wirkstoffe des Ingwer können bei krampfartigen Unterbauchschmerzen, Rücken- und Kopfschmerzen Linderung bringen. Ideal sind Ingwertees speziell gegen Monatsbeschwerden (erhältlich im Naturkosthandel oder in Asia-Läden).

Was Sie tun können

- Gönnen Sie sich so viel Ruhe wie möglich.
- Trinken Sie Ingwertee (siehe Seite 215).
- Legen Sie warme Ingwerkompressen (siehe Seite 110) auf den Unterleib.

Muskelkater, -schmerzen, -krämpfe

Bei Überbelastung entstehen in den Muskeln feine Risse (Mikrorupturen), durch die langsam Wasser eindringt. Durch das eindringende Wasser schwillt die Muskelfaser an und wird gedehnt. Nach ca. 24 bis 36 Stunden bilden sich so kleine Ödeme. Der wahrgenommene Dehnungsschmerz wird als Muskelkater bezeichnet.

Wie Ingwer hilft

Er verbessert die Durchblutung der Muskulatur und beschleunigt die Stoffwechselprozesse. Der Abbau von Milchsäure wird unterstützt. Schmerzen werden gelindert.

Was Sie tun können

- Massieren Sie die schmerzenden Stellen mit Ingweröl.
- Bereiten Sie ein heißes Ingwerbad (siehe Seite 107) zu.

Mein persönlicher Tipp:
Massieren Sie Arme und Beine mit Ingweröl, bevor Sie Sport treiben. Das unterstützt die Aufwärmphase und kann Muskelkater verhindern.

Ohrenschmerzen

Für Ohrenschmerzen gibt es verschiedene Ursachen, die häufigste ist wohl eine Mittelohrentzündung, eine Entzündung der Mittelohr-Schleimhaut, die durch Bakterien oder Viren hervorgerufen wird. Sie tritt häufig als Folge eines bakteriellen Infektes im Nasen-Rachen-Raum auf.

Wie Ingwer hilft

Seine Inhaltsstoffe lassen die Entzündung abklingen und lindern die Schmerzen.

Was Sie tun können

Eine warme Kompresse mit Ingweröl (siehe Seite 110) auflegen.

Mein persönlicher Tipp:

Vermischen Sie einige Tropfen Olivenöl mit 1–2 Tropfen Ingweröl und träufeln Sie 1–2 Tropfen dieser Mischung warm in den Gehörgang. Besonders gut geht das mit einer Pipette (in Apotheken erhältlich). Schmerzlindernd und beruhigend bei chronischer Mittelohrentzündung.

Parodontose

Bakterielle Entzündung des Zahnbetts, bei dem das Zahnfleisch und die Kieferknochen in Mitleidenschaft gezogen werden. Gehört zu den häufigsten Erkrankungen des Menschen.

Wie Ingwer hilft

Ingwer wirkt antiseptisch. Er heilt die Entzündung und lindert Schmerzen.

Mein persönlicher Tipp:

Ingwer war Bestandteil der ersten Zahnpasten. In Indien zum Beispiel bestand Zahnpasta aus Honig, Öl, Zimt, Bengalpfefferpulver, Ingwer und Salz. Machen Sie sich dieses Wissen zunutze und fügen Sie jeweils 1 Tropfen Ingweröl hinzu, wenn Sie Zahnpasta auf Ihre Zahnbürste geben.

Was Sie tun können

Massieren Sie das Zahnfleisch mit einem Tropfen Ingweröl.

Prostatavergrößerung

Mit zunehmendem Alter wächst bei Männern das Risiko einer Prostatavergrößerung. Typische Symptome sind häufiges Wasserlassen, besonders nachts, unaufschiebbarer Harndrang und ein schwacher Harnstrahl.

Wie Ingwer hilft

Ingwer wirkt reizmildernd, entspannend und entzündungshemmend.

Was Sie tun können

- Suchen Sie zunächst einen Arzt auf.
- Trinken Sie zusätzlich regelmäßig Ingwertee (siehe Seite 215).

Rheumatische Beschwerden

Rheuma ist ein Überbegriff für ca. 400 Einzelerkrankungen, deren gemeinsames Kennzeichen reißende, ziehende und fließende Schmerzen am Stütz- und Bewegungsapparat sind. Die Medizin unterscheidet vier Hauptgruppen:
- Degenerative Gelenk- und Wirbelsäulenerkrankungen, z. B. Arthrose

- Entzündlich-rheumatische Erkrankungen, z. B. Arthritis
- Stoffwechselerkrankungen mit rheumatischen Beschwerden, z. B. Gicht
- Weichteilrheumatismus, z. B. Fibromyalgie
- Zu den Ursachen zählen u. a. erbliche Belastung, Stoffwechselstörungen, Fehlreaktionen des Immunsystems und falsche Ernährung.

Wie Ingwer hilft

Auf Grund seiner entzündungshemmenden, schmerzlindernden, fiebersenkenden, krampflösenden, stoffwechselanregenden und anti-allergischen Eigenschaften kann Ingwer (innerlich oder äußerlich angewendet) bei einem akuten Schub zur Linderung beitragen und in der schmerzfreien Zeit unterstützend wirken.

Was Sie tun können

- Kochen Sie regelmäßig mit Ingwer.
- Trinken Sie regelmäßig Ingwertee (siehe Seite 215)
- Bei einem akuten Schub:
- Massieren Sie die betroffenen Stellen mit Ingweröl oder tragen Sie Ingwerpaste (siehe Seite 108) auf.
- Machen Sie über Nacht Umschläge mit Ingweröl (siehe Seite 110).
- Bei Muskelschmerzen
- Geben Sie ein paar Tropfen Ingweröl zu einem Teelöffel neutralem Öl (z. B. Mandelöl), vermischen Sie es gut und massieren Sie die schmerzenden Stellen damit.
- Bei rheumatoider Arthritis

- Nehmen Sie dreimal täglich 100 mg Ingwerpulver oder trinken Sie bis zu 4 Tassen Ingwertee täglich.
- Bei chronischen Schmerzen
- Nehmen Sie dreimal täglich 100 mg Ingwerpulver oder vermischen Sie ein paar Tropfen Ingweröl, Lavendelöl und Birkenöl mit einem Teelöffel neutralem Öl (wie z. B. Mandelöl), und massieren Sie sanft die betroffenen Stellen.

Venenentzündung

Bei Krampfadern kann das Blut gerinnen und eine Verstopfung (Thrombose) oder eine oberflächliche Venenentzündung hervorrufen. Ein Arztbesuch ist sinnvoll.

Wie Ingwer hilft

Ingwer wirkt durchblutungsfördernd und krampflösend. Er hilft bei der Vorbeugung und der Behandlung von Entzündungen.

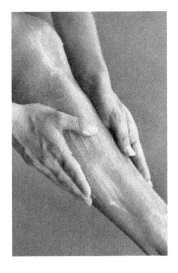

Was Sie tun können

- Trinken Sie regelmäßig Ingwertee (siehe Seite 215).
- Massieren Sie die Beine mit Ingweröl, unterstützend zur ärztlichen Behandlung.

Krankheiten und Symptome, die sich mit Ingwer heilen lassen

In diesem Kapitel erfahren Sie Einzelheiten über die *klassischen* Einsatzmöglichkeiten von Ingwer, ergänzt durch persönliche Tipps der Autorin.

Blähungen

entstehen durch eine Ansammlung von Verdauungsgasen im Darm, die weder schädlich noch krankhaft ist, aber unangenehm oder sogar schmerzhaft sein kann. Oft sind Nahrungsmittel wie Kohl, Bohnen oder Zwiebeln die Ursache, aber auch ein Übermaß an Zucker in der Nahrung kann Blähungen verursachen.

Wie Ingwer hilft
- Er vernichtet Bakterien und Parasiten,
- stellt das Gleichgewicht der Darmflora wieder her,
- fördert das Wachstum der Milchsäurebakterien und
- regt sanft die Verdauung an.

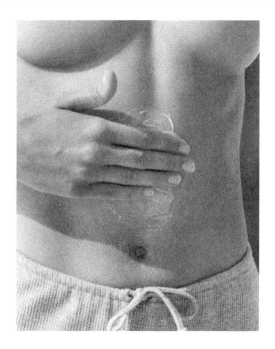

Was Sie tun können

- Kochen Sie mit frischem Ingwer, den Sie kurz vor Ende der Kochzeit unter das Essen mischen.
- Trinken Sie langsam und schluckweise warmen Ingwertee (siehe Seite 215), 3–4 Tassen pro Tag,
- Massieren Sie nach dem Essen den Bauch mit Ingweröl, und legen Sie sich hin.
- Mischen Sie etwas frisch geriebenen Ingwer (ca. 1 TL) mit verdünntem Limonensaft (ca. 0,2 l im Verhältnis 1:1 verdünnt).
- Trinken Sie ein Gläschen Ingwerlikör nach dem Essen.

Erkältungskrankheiten

Ingwer hilft hervorragend bei dem gesamten Spektrum der Symptome: Schnupfen, Husten, Halsschmerzen, Entzündungen von Rachen, Kehlkopf, Luftröhre und Bronchien, Kopf- und Gliederschmerzen, Abgeschlagenheit, Fieber, Schüttelfrost.

Einzige Ausnahme: Bei sehr hohem Fieber wird das Herz-Kreislauf-System zu stark belastet, wenn Sie Ingwer einnehmen.

In der kalten Jahreszeit können Sie mit Ingwer auch hervorragend Erkältungen vorbeugen.

Wie Ingwer hilft

Bei regelmäßiger Einnahme stärkt Ingwer auf Grund seiner durchblutungsfördernden Wirkung Ihre Abwehrkräfte.

Wenn es Sie bereits erwischt hat, hilft Ingwer Ihnen, besser mit dem Infekt fertig zu werden. Außerdem fördert er die Schweißbildung. So können Sie die Erkältung regelrecht ausschwitzen.

Was Sie tun können

Zur Vorbeugung:

- Trinken Sie regelmäßig heißes Ingwerwasser (siehe Seite 207 ff.) oder Ingwertee (siehe Seite 215) sobald die Erkältungszeit beginnt.

Bei einem akuten Infekt:

- Reiben Sie Brust und Rücken mit Ingweröl ein.

- Gurgeln Sie mit Ingwertee.
- Nehmen Sie Ingwersirup (siehe Seite 108) gegen den Husten.
- Inhalieren Sie mit verdünntem Ingweressig (siehe Seite 114, der Essig wird im Verhältnis 1:1 verdünnt).

Mein persönlicher Tipp:

Meine Kinder bekommen bei einer Erkältung Birne mit Ingwer. Das schmeckt gar nicht wie Medizin, durchwärmt und lindert die Erkältungssymptome deutlich.

Dazu eine süße Birne und eine Ingwerwurzel (ca. 5 cm) waschen, mit der Schale fein reiben, mit 4 Tassen Milch zum Kochen bringen und möglichst heiß trinken. Übrigens: Diese Birnen-Ingwer-Milch kann immer wieder erwärmt werden.

Fieber

Bei einer Erhöhung der Körpertemperatur auf über 37 Grad spricht der Arzt von Fieber. Man unterscheidet subfebrile Temperatur (unter 38,0 °C), mäßiges Fieber (bis 38,5 °C) und hohes Fieber (über 39,0 °C).

Fieber über 42,5 °C kann tödlich sein, weil es bei dieser Temperatur zur Eiweißgerinnung im Körper kommt.

Im Normalfall ist Fieber eine gesunde Reaktion des Körpers und sollte nicht künstlich gesenkt werden.

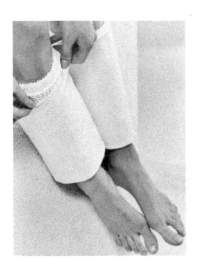

Wie Ingwer hilft

Die Inhaltsstoffe des Ingwer wirken entzündungshemmend und fiebersenkend. Der Körper wird in seiner Abwehrreaktion unterstützt.

Was Sie tun können

• Bereiten Sie einen Ingwerwadenwickel zu (siehe Seite 110).

Herz-Kreislauf-Probleme

Herz-Kreislauf-Erkrankungen sind ein Sammelbegriff für eine Anzahl von Krankheiten, die das Herz oder die Gefäße (Arterien) betreffen. Sie zählen zu den häufigsten Todesursachen in den modernen Industrieländern. Eine der Hauptursachen ist die Arterienverkalkung. Falsche Ernährung, Genussmittelmissbrauch, Bewegungsmangel und anhaltender Stress tragen dazu bei.

Wie Ingwer hilft

Ähnlich wie Knoblauch verbessert Ingwer die Durchblutung des ganzen Organismus. Die Gefäße weiten sich, das Blut fließt besser, das Herz wird entlastet. Außerdem stärkt Ingwer den Herzmuskel und fördert dessen Kontraktionen. Dadurch wird das Herz entlastet: Es schlägt kräftiger und langsamer.

Was Sie tun können

- Kochen Sie regelmäßig mit Ingwer.
- Trinken Sie regelmäßig Ingwertee (siehe Seite 215).
- Machen Sie morgens Abreibungen mit Ingwer (siehe Seite 107).

Mein persönlicher Tipp:

Dehnen und strecken Sie sich gründlich morgens nach dem Aufwachen. Wenn Sie dann langsam aufstehen, geben Sie 2–3 Tropfen Ingweröl auf einen Massagehandschuh, und massieren Sie zunächst Arme und Beine jeweils in Herzrichtung, dann Brust und Bauch. So kommen Sie auf angenehme Art morgens in Schwung.

Magenbeschwerden

Als Teil des Verdauungssystems hat der Magen die Aufgabe, die ihm zugeführte Nahrung vorzuverdauen. Im Magen werden u. a. Eiweiße in ihre Bestandteile zerlegt und feste Stoffe verflüssigt, damit sie in den Darm weitertransportiert werden können. Dieser Prozess ist sehr anfällig für Störungen.

Magenprobleme zählen zu den häufigsten Zivilisations-krankheiten. Zu wenig Bewegung, unausgewogene Er-nährung sowie ein Mangel an Entspannung tragen grund-legend dazu bei. Der Zusammenhang zwischen Magen-beschwerden und seelischen Belastungen ist seit langem bekannt.

Wie Ingwer hilft

Ingwer gilt seit Jahrtausenden als das klassische Heilmittel für Magenbeschwerden.

- Er durchwärmt und stärkt den gesamten Verdauungs-trakt,
- steigert die Produktion von Speichel und Verdauung-ssäften,
- sorgt für eine bessere Durchblutung,
- entkrampft die Magen-Darm-Muskulatur,
- schützt die Schleimhäute vor Entzündungen,
- sorgt für ein gesundes Gleichgewicht der Darmflora.

Ingwer soll sogar bereits vorhandene Schäden an der Ma-genschleimhaut vermindern können.

Was Sie tun können

- Kochen Sie regelmäßig mit Ingwer.
- Achtung: Bei empfindlichem Magen frischen Ingwer erst kurz vor Ende der Kochzeit zum Essen geben.
- Trinken Sie regelmäßig vor dem Essen eine Tasse Ingwer-tee (siehe Seite 215).

Bei akuten Schmerzen:

- Nehmen Sie einen Löffel Ingwertinktur (siehe Seite 109).
- Massieren Sie den Bauch mit Ingweröl oder legen Sie eine Ingwerkompresse auf (siehe Seite 110).
- Hildegard von Bingen verordnete folgendes Magenpulver: Wer im Magen Schmerz leidet, pulverisiert Ingwer, zweimal so viel Galgant und halb so viel Zitwer. (Ingwer kann mit dem Mörser pulverisiert werden.)

Zutaten:
2 EL Ingwer
4 EL Galgant
1 EL Zitwer (ist der getrocknete Wurzelstamm von Kurkuma)
Übrigens: Da man nur sehr wenig benötigt, reicht dieses Magenpulver für mehrere Wochen.

Zubereitung:
Für Erwachsene das Gewürz in Wein mischen, für Kinder (ca. 1 Messerspitze) in Tee. Mindestens dreimal täglich einnehmen.

Rezept für einen nervösen Reizmagen

- Schälen Sie eine Ingwerwurzel, und schneiden Sie ganz kleine Stücke davon ab.
- Vermischen Sie einen gehäuften Teelöffel davon mit einer Messerspitze Zimtpulver, und übergießen Sie es mit einer Tasse kochendem Wasser.
- 10 Minuten zugedeckt ziehen lassen, dann durchseihen und warm trinken.

Mein persönlicher Tipp:

Wenn Sie einen empfindlichen Magen haben oder häufig an Magenschmerzen leiden, probieren Sie Folgendes: Essen und trinken Sie ein paar Wochen lang nur noch warm und bereiten Sie möglichst viele Speisen und Getränke mit Ingwer zu. (Im Rezeptteil finden Sie zahlreiche Anregungen.) Bereits nach wenigen Tagen werden Sie sich deutlich wohler fühlen.

Schwindel

Wenn die Sinnesorgane, die am Gleichgewichtssinn beteiligt sind – das Auge, die Gleichgewichtsorgane im Innenohr und der Muskel- und Gelenkrezeptoren –, widersprüchliche Informationen senden, entsteht Schwindel. Am eindrucksvollsten ist das bei der Seekrankheit. Schließt man die Augen, lässt der Schwindel nach. Schwindel kann auch organische Ursachen haben. Die häufigsten sind niedriger Blutdruck, Herzrhythmusstörungen oder Blockaden der Nackenwirbel.

Wie Ingwer hilft
Ingwer beruhigt, entkrampft und harmonisiert.

Was Sie tun können
Nehmen Sie vor Reisen Ingwerkapseln ein oder kauen Sie Ingwerstäbchen.

Wenn Ihnen schwindelig ist, kauen Sie rohe Ingwerwurzel oder trinken Sie heißes Ingwerwasser (Rezept Seite 207 ff.).

Übelkeit

Das Symptom der Übelkeit entsteht im verlängerten Rückenmark. Dort, im hintersten Gehirnteil, der Medulla oblongata, liegt das so genannte Brechzentrum. Es wird u. a. aktiviert durch starke Nervenimpulse von Mund, Rachen, Magen oder dem Gleichgewichtsorgan.

Wie Ingwer hilft
Das Shoagol hemmt den Brechreiz, das gesamte Magen-Darm-System wird beruhigt und entkrampft.

Was Sie tun können
Übelkeit bei einer Chemotherapie:
• Kochen Sie regelmäßig mit Ingwer, um Magenproblemen vorzubeugen.

Übelkeit nach einer Operation:
• Beginnen Sie am Tag nach der Operation mit der Einnahme von Ingwer. Sprechen Sie darüber mit Ihrem Arzt.

Übelkeit auf Reisen:
• Tragen Sie auf Reisen stets Ingwerstäbchen bei sich.
• Zur Vorbeugung der Reisekrankheit können Sie 0,5 g gepulverten Ingwerwurzelstock mit etwas Flüssigkeit einnehmen. Bei Bedarf kann diese Dosis alle vier Stunden wiederholt werden. Die empfohlene Tagesdosis beträgt 2–4 g.

Übelkeit in der Schwangerschaft:

- Nehmen Sie in den ersten beiden Schwangerschaftsmonaten maximal jeweils 250 mg viermal am Tag ein. Informieren Sie Ihren Arzt oder Geburtshelfer.

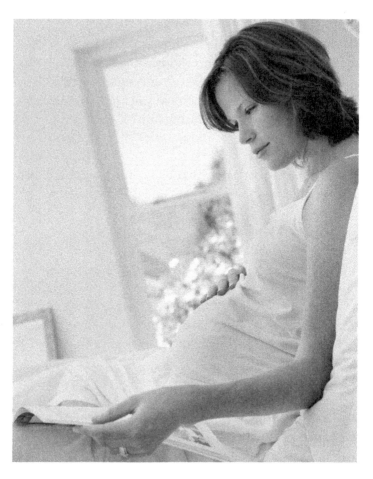

Mein persönlicher Tipp:

Wenn Ihnen auf Reisen oder in der Schwangerschaft schnell übel wird, tragen Sie ein Fläschchen reines ätherisches Ingweröl bei sich (möglichst aus kontrolliert biologischem Anbau). Riechen Sie daran, wenn die Übelkeit einsetzt, oder geben Sie ein paar Tropfen auf ein Taschentuch, das Sie neben sich legen.

Wenn Sie etwas Falsches oder nicht mehr ganz Frisches gegessen haben und spüren, dass Ihnen übel wird, trinken Sie sofort eine Tasse heißes Ingwerwasser oder Ingwertee. Damit lässt sich das Erbrechen verhindern, die Übelkeit verschwindet, und Sie fühlen sich recht bald wieder wohl.

Ingwer als Stärkungsmittel

Abwehrschwäche

Bei einer Abwehrschwäche reagiert das Immunsystem nicht stark genug auf Krankheitserreger, und es kommt zu einer erhöhten Anfälligkeit für ansteckende Krankheiten. Außerdem sind die Selbstheilungskräfte des Organismus geschwächt. So können Krankheiten in ein chronisches Stadium übergehen. Die Betroffenen fühlen sich ständig schwach und matt, ihre Leistungsfähigkeit lässt deutlich nach.

Die Ursachen für eine Abwehrschwäche sind sehr vielfältig. Zu den wichtigsten gehören psychische Belastung, Missbrauch von Genussmitteln wie Alkohol und Zigaretten, einseitige Ernährung, chronische Entzündungsherde im Körper u. v. m. Auch zu wenig Bewegung, zu wenig Schlaf und zu wenig Sonnenlicht können eine Abwehrschwäche verursachen.

Wie Ingwer hilft

Ingwer entschlackt den Körper, unterstützt ihn in der Ausscheidung von Schadstoffen, wirkt kräftigend, harmonisierend und hilft chronische Symptome abzubauen. Er wirkt allgemein kräftigend und vitalisierend.

Was Sie tun können

Suchen Sie zunächst einen Arzt auf. Unterstützen Sie die verordnete Behandlung, indem Sie regelmäßig mit Ingwer kochen sowie regelmäßig Ingwertee trinken.

Antriebsschwäche, Burnout-Syndrom, Erschöpfung, Müdigkeit, Schlafstörungen

All diese Symptome sind oft Folgen unserer stressigen Lebensweise. Ingwer bietet sich dank seiner kräftigenden

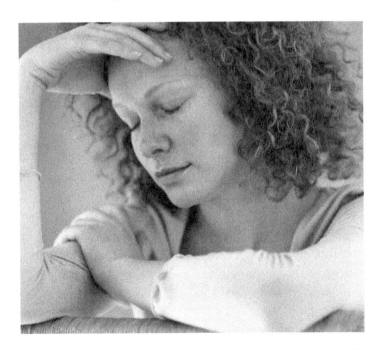

89

Wirkung geradezu an zur Behandlung solcher Zivilisationsleiden.

Wie Ingwer hilft

Die im Ingwer enthaltenen Sesquiterpene wirken seelisch stark stabilisierend und führen Sie wieder zurück in Ihre Mitte.

Ingwer stärkt Ihre körperlichen und seelischen Widerstandskräfte, fördert das Selbstvertrauen, richtet auf und schenkt Ihnen wieder Lebensfreude und -kraft. Er regt die Noradrenalinproduktion an, die für ein starkes Immunsystem und für Leistungskraft verantwortlich ist, und sorgt so für eine Aktivierung von Körper und Geist.

Wenn Sie seelisch erschöpft oder geistig überanstrengt sind, hilft Ingwer Ihnen dabei wieder durchatmen und loslassen zu können. Ingwer ist das Mittel der Wahl, wenn Sie das Gefühl haben, »mit den Nerven am Ende« zu sein.

Außerdem stärkt Ingwer Ihr Vertrauen in Ihre eigenen Fähigkeiten und schützt Sie davor, sich selbst zu überfordern.

Ingwer löst innere Erstarrung und Verkrampfung und lockert überhöhte Ansprüche an sich selbst und an andere.

Ingwer ist besonders hilfreich für Menschen, die sich leicht entmutigen und ängstigen lassen und die nur schwer Entscheidungen treffen können. Er fördert die Durchsetzung eigener Ideen, regt die Kreativität an und hilft schnelle Entscheidungen zu treffen.

Introvertierten, zurückhaltenden und empfindsamen

Menschen wird die regelmäßige Einnahme von Ingwer emp-
fohlen. Er reguliert die Gefühlswelt und fördert eine positi-
ve Lebenseinstellung.

In Zeiten großer psychischer Belastung bringt Ingwer die
Seele wieder ins Gleichgewicht und befreit aus dem seelischen Tief.

Menschen, die sich erschöpft und ausgelaugt fühlen, erhalten durch Ingwer neue Wärme und Geborgenheit. Ihnen hilft Ingwer, die eigenen Kraftreserven zu erkennen.
Gerade in der dunklen Jahreszeit ist seine Wärme Balsam
für die Seele.

Was Sie tun können
- Überprüfen Sie Ihren Lebensrhythmus, sorgen Sie für re-
gelmäßige Pausen und für längere Auszeiten.
- Kochen Sie regelmäßig mit Ingwer.
- Nehmen Sie regelmäßig kandierten Ingwer zu sich.
- Trinken Sie regelmäßig Ingwertee oder heißes Ingwerwas-
ser.
- Machen Sie regelmäßig Ingwerbäder, bis es Ihnen besser
geht.

Folgende Ingwer-Rezepte helfen Ihnen, wieder zu Kräften
zu kommen:
- Legen Sie drei bis vier dünne Ingwerscheiben in eine Tee-
tasse, übergießen Sie sie mit kochendem Wasser und lassen Sie das Ganze zugedeckt 5 Minuten ziehen; durchseihen und langsam in kleinen Schlucken trinken.

- Tauchen Sie ein Stück einer geschälten Ingwerwurzel in etwas frisch gepressten Zitronensaft und kauen Sie es.
- Bräunen Sie etwas geriebenen Ingwer in Honig. Geben Sie so viel Wasser hinzu, bis Sie ein angenehm schmeckendes Getränk erhalten. Fügen Sie drei Gewürznelken, etwas Pfefferminztee und sieben Pfefferkörner hinzu. Kochen Sie alles auf und lassen Sie es 10 Minuten ziehen. Eventuell verdünnen.

Chronische Krankheiten

Nicht ausgeheilte Entzündungen im Körper werden häufig zu chronischen Erkrankungen, die den Organismus viel Kraft kosten und die Betroffenen auch seelisch belasten.

Wie Ingwer hilft

Die Wärmekraft des Ingwer kann verfestigte Stoffwechselprozesse wieder in Gang bringen. Sie löst Verhärtungen auf und regt die Organe an.

Bei chronischem Husten z. B. kann Ingwer den zähen Schleim lockern, trockenen Husten lösen und die Lunge entlasten.

Was Sie tun können

- Kochen Sie regelmäßig mit Ingwer.
- Trinken Sie regelmäßig Ingwertee.
- Bei chronischem Husten hilft folgender Wickel:
- Übergießen Sie einen gut gehäuften Löffel Ingwerpul-

ver oder frisch geriebenen Ingwer mit 500 ml Wasser, 70 °C heiß, und verrühren Sie den Sud gleichmäßig mit einem Löffel.

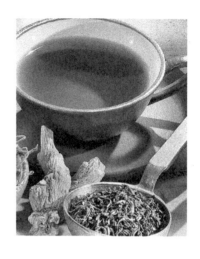

- Legen Sie je ein Innentuch für Brust und Rücken in den Sud. Wringen Sie in einem vorbereiteten Tuch die Rückenkompresse kräftig aus.

- Legen Sie die Kompresse auf die Haut des Patienten, und befestigen Sie sie schnell mit einem eng anliegenden Außentuch.
- Verfahren Sie dann genauso mit dem Brustwickel.
- Nehmen Sie den Wickel nach 30 bis 40 Minuten ab, waschen Sie die restlichen Ingwerkrümel ab, und tragen Sie etwas Öl auf die Haut auf, um die Haut zu beruhigen und die Wärme noch länger zu halten.
- Dieser Wickel sollte wegen seiner anregenden Wirkung möglichst morgens gemacht werden, nicht am Abend.

Gegenanzeigen:
Verletzungen der Haut im Bereich des Wickels.

Dauer der Anwendung:
Oft reicht bereits ein Wickel, um den Heilungsprozess in

Gang zu bringen. Sollte ein weiterer Wickel nötig sein, gönnen Sie dem Körper zunächst drei Tage Pause.

Altersdemenz

Verfall der geistigen Leistungsfähigkeit, vor allem die Abnahme von Gedächtnisleistung und Denkvermögen. Dieser durch Veränderungen im Gehirn (insbesondere Durchblutungsstörungen) bewirkte Verfall betrifft zunächst die Aufnahme bzw. das Wiedergeben neuer gedanklicher Inhalte. Orientierung, Urteilsfähigkeit, Sprach- und Rechenfähigkeit sowie Teile der Persönlichkeit werden allmählich zerstört. Die Betroffenen können aggressiv oder enthemmt, depressiv oder in ihrer Stimmung sprunghaft werden.

Wie Ingwer hilft

Ingwer fördert die Durchblutung des Gehirns und wirkt einer Verstopfung der Gefäße entgegen.

Was Sie tun können

- Trainieren Sie regelmäßig Ihre körperliche und geistige Beweglichkeit.
- Kochen Sie regelmäßig mit Ingwer.

Ingwer für Haut und Haare

Akne

Eine entzündliche Erkrankung der Talgdrüsen und Haarfollikel. Akne ist eine hormonbedingte, insbesondere von den männlichen Geschlechtshormonen abhängige Erkrankung. Sie tritt vermehrt dann auf, wenn sich die Hormonwerte im Körper verändern, wie z. B. in der Pubertät, während des weiblichen Zyklus und in der Schwangerschaft.

Wie Ingwer hilft
Er wirkt gegen Viren, Bakterien und Pilze und regt die Durchblutung der Haut stark an.

Was Sie tun können
Akne muss von einem Hautarzt behandelt werden. Zur Unterstützung der Behandlung können Sie die betroffenen Stellen mit verdünntem Ingweressig (im Verhältnis 1:1) oder Ingwertee behandeln.

Alters- und Sonnenflecken

Jahrelange Sonneneinwirkung bewirkt eine Zunahme von Pigmentzellen und damit auch eine vermehrte Bildung von Pigment in der Oberhaut. Das vermehrte Pigment erscheint dann als bräunlicher, linsenförmiger Fleck am Handrücken, an den Unterarmen oder im Gesicht. Diese Flecken sind harmlos und müssen nicht medizinisch behandelt werden, können aber ein kosmetisches Problem darstellen.

Was Sie tun können
Reiben Sie die Flecken mit einer Mischung aus einem Teil Ingweressig und einem Teil Wasser ein, das führt zu einem Verblassen der Flecken.

Haarausfall

Mediziner sprechen von Haarausfall, wenn täglich mehr als 100 Haare ausfallen und wenn ein erheblicher Unterschied zwischen der Anzahl abgestoßener und nachgewachsener Haare besteht. Bei einem Verlust von ca. 60 % des Haupthaares spricht man von Alopezie (Haarlosigkeit).

Man unterscheidet verschiedene Arten von Haarausfall:

Allgemeinen Haarausfall, zurückzuführen auf einen erhöhten Androgenspiegel. Er kann bei Männern bereits ab dem 20. Lebensjahr beginnen und bei Frauen in der Menopause auftreten.

Kreisrunden Haarausfall, zurückzuführen auf Stress-Situationen, allergische Reaktionen oder Ernährungsstörungen.

Narbigen (atrophischen) Haarausfall, zurückzuführen auf verschiedene Hautkrankheiten (z. B. Erythematodes, Liehen ruber). Hier kommt es vor allem in der Scheitelgegend zu dauerndem Haarschwund.

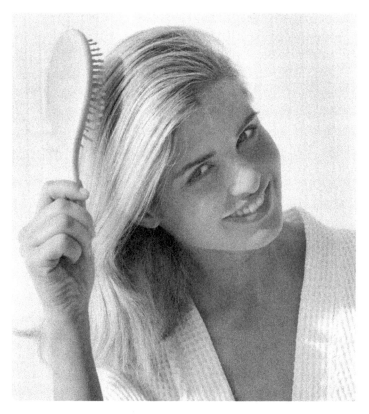

Der so genannte *kleinfleckige Haarausfall* entsteht auf Grund einer epidemisch bei Kindern auftretenden infektiösen Entzündung (»Haarbalgentzündung«) und führt zu unregelmäßigen, linsengroßen Kahlstellen.

Der *symptomatische Haarausfall* ist eine Begleiterscheinung verschiedener Infektionskrankheiten, chronischer Erkrankungen, hormoneller Störungen, Vergiftungen. Auch bestimmte Medikamente und eine Strahlenbehandlung können dafür verantwortlich sein. Der symptomatische Haarausfall ist in der Regel rückbildungsfähig.

Auch Pilzinfektionen können zum Haarausfall führen.

Wie Ingwer hilft

Die Wirkstoffe des Ingwer verbessern die Durchblutung der Kopfhaut. Cymen und Geraniol wirken pilzfeindlich.

Was Sie tun können

- Massieren Sie die Kopfhaut täglich mit Ingweröl.
- Spülen Sie die Haare nach dem Waschen mit verdünntem Ingweressig (Verhältnis 1:1).

Empfindliche Haut

Man unterscheidet typische, sichtbare Merkmale wie Ekzeme, Rötungen, Schuppenbildung und Schwellungen sowie subjektive Merkmale wie Brennen, Juckreiz, Kribbeln und Spannungsgefühl.

Wie Ingwer hilft

Er beruhigt, hemmt Entzündungen, revitalisiert und verbessert die Durchblutung der Haut.

Was Sie tun können

Fragen Sie zunächst einen Hautarzt oder eine Kosmetikerin. Die vorgeschlagene Behandlung können Sie unterstützen mit äußeren Anwendungen (Abreibungen, Umschläge, siehe Seite 107, 110) von Ingweressig oder Ingwertee.

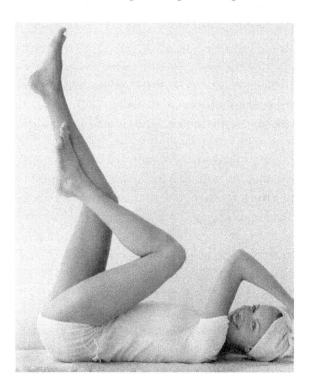

Wozu Ingwer sonst noch nützlich ist

Ingwer gegen Bakterien, Pilze, Würmer

Durch direkten Kontakt zu anderen Menschen, zu Tieren, durch verdorbene Lebensmittel, unreines Trinkwasser oder durch Schmutz können Bakterien in den Körper eindringen. Die Erreger setzten Stoffwechselprodukte frei, die den Wirtsorganismus schädigen.

Der Körper wehrt sich u. a. durch Fieber oder auf der Zellebene, mit Hilfe von Fresszellen wie den Granulozyten und den Makrophagen, die die eingedrungenen Bakterien vernichten. Optimal ist es, den Körper durch gesunde Ernährung, genügend Schlaf, ausreichende Bewegung und Entspannung gegen Bakterien abzuhärten. Im Krankheitsfall ist es wichtig, den Organismus in seiner Abwehr zu unterstützen, damit er allein mit den Erregern fertig werden kann – durch Ruhe, Flüssigkeitszufuhr und den Verzicht auf fiebersenkende Medikamente, wenn möglich.

Etliche Inhaltsstoffe des Ingwer wirken ja antibakteriell, entzündungshemmend, schmerzhemmend und immunstimulierend. Daher bietet sich die Verwendung von Ingwer als

Ergänzung zu einer Antibiotika-Therapie an, was angesichts der zunehmenden Resistenz der Erreger gegen Antibiotika nicht hoch genug geschätzt werden kann.

Pilzinfektionen

Die Zahl der Infektionen mit Pilzen, von denen der Candida albicans wohl der bekannteste ist, hat in den letzten Jahren drastisch zugenommen. Auch hier kann Ingwer helfen bzw. lindern. Er enthält Caprylsäure, was nach Knoblauch das zweitbeste natürliche Mittel gegen Pilzinfektionen ist.

Ingwer hemmt das Wachstum der Pilze und entzieht ihnen die Lebensgrundlage.

Ingwer vertreibt auch die häufig beschriebene mit Pilzinfektionen einhergehende Mattigkeit.

Was Sie tun können

Nehmen Sie bei einer Pilzinfektion dreimal täglich Ingwer als Tee zu sich. Leiden Sie an einem *Haut-, Fuß- oder Nagelpilz,* können Sie die befallenen Stellen mit Ingwersud behandeln:

- Übergießen Sie 30 Gramm Ingwerwurzel mit einer Tasse kochendem Wasser, und lassen Sie das Ganze 20 Minuten lang kochen.
- Tränken Sie ein Tuch in dem Sud und legen es auf die befallenen Stellen.

Bei *Nieren- oder Blasenproblemen,* die durch einen Pilz ausgelöst wurden, hilft folgender Wickel:

- Geben Sie zwei Teelöffel Ingwerpulver auf eine lauwarme, feuchte Kompresse.
- Legen Sie die Kompresse auf die Blase oder die Niere, und fixieren Sie sie mit einem Wolltuch.
- Legen Sie sich hin, und lassen Sie den Wickel eine halbe Stunde lang wirken.

Wurminfektionen

Besonders unter schlechten hygienischen Bedingungen können Würmer in den Organismus eindringen und ernste Erkrankungen hervorrufen.

Wie Ingwer hilft

Die Inhaltsstoffe des Ingwer unterstützen den Körper in der Bekämpfung von Würmern, die sich im Darm angesiedelt haben.

Was Sie tun können

Besonders bei Reisen in warme Länder empfiehlt es sich, jede Mahlzeit mit Ingwer zu würzen. Die Einnahme von Ingwertee oder von eingelegtem Ingwer hilft ebenfalls.

Schutz vor Blutgerinnseln

Blutgerinnsel entstehen bei Verletzungen der Gefäße, sozusagen als Selbsthilfemittel des Körpers, um großen Blutverlust zu verhindern. Sie können die Blutgefäße dauerhaft verstopfen und einen Infarkt auslösen.

Wie Ingwer hilft

Roher Ingwer vermag noch besser als Knoblauch das Blut zu verdünnen und die Blutgerinnung herabzusetzen. Verantwortlich dafür ist der Inhaltsstoff Zingiberol, der eine ähnliche chemische Struktur wie Aspirin aufweist. Er verringert u. a. die Produktion einer körpereigenen Substanz mit Namen Thromboxan, die einer der Faktoren bei der Blutgerinnung ist. Vor geplanten Operationen wird deshalb dringend von der Einnahme von Ingwer oder Ingwerprodukten abgeraten.

Was Sie tun können

Versuchen Sie an einer rohen Ingwerwurzel zu knabbern oder einzelne Scheiben roh zu essen. Bringen Sie das nicht über sich, würzen Sie die Mahlzeiten mit geriebenem rohem Ingwer.

Entgiftung mit Ingwer

Unter normalen Umständen ist der Organismus selbst in der Lage, sich von Abfallprodukten und schädlichen Stoffen zu befreien. Die Hauptarbeit dabei leisten die Leber, in der durch biochemische Reaktionen Schadstoffe unschädlich gemacht werden, und die Niere, die schädliche Stoffe ausscheidet.

Wie Ingwer hilft

Die besondere Zusammensetzung der Inhaltsstoffe des

Ingwer macht ihn zu einem hochwirksamen Entgiftungs-mittel.

Was Sie tun können

- Wenn Sie regelmäßig Ingwertee oder -wasser trinken und Ihre Speisen mit Ingwer würzen, helfen Sie Ihrem Körper schon beträchtlich, schädliche Stoffe auszuscheiden.
- Ein Bad mit Ingwer und Zitrone z. B. regt den Kreislauf an und unterstützt die Entgiftungsarbeit des Körpers.

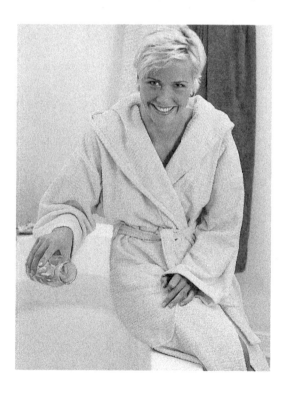

- Zerkleinern Sie ¼ Ingwerwurzel, geben Sie ½ Tasse frisch geriebene Zitronenschale hinzu, und gießen Sie die Mischung ins Badewasser.
- Achtung: Nicht anwenden bei sehr empfindlicher Haut!

Anregung des Lymphflusses

Das Lymphsystem ist verantwortlich für den Abtransport von Abfallstoffen aus dem Organismus. Mit dem Blutkreislauf gehört es zu den wichtigsten Transportsystemen des menschlichen Körpers. In den Lymphknoten wird die Lymphflüssigkeit auf für den Körper schädliche Stoffe untersucht und gefiltert. Bei Entzündungen können die Lymphknoten anschwellen.

Wie Ingwer hilft
Ingwer löst Stauungen und hilft der Lymphe, wieder ungehindert zu fließen.

Was Sie tun können
- Bewegen Sie sich regelmäßig, damit die Lymphe besser fließen kann.
- Massieren Sie die Lymphbahnen regelmäßig mit Ingweröl, vor allem den Unterbauch und die Leistengegend.

Ingwer als Schutz vor Krebs?

In Versuchen mit Mäusen ist festgestellt worden, dass der Ingwer-Inhaltsstoff Curcumin die Tumorentstehung und das Tumorwachstum im Darm, im Magen und auf der Haut

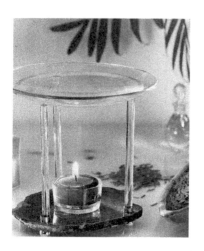

hemmen kann. Außerdem haben Laborversuche ergeben, dass Curcumin das Wachstum bestimmter Prostatakrebszellen hemmen kann. Weitere Informationen lagen zum Zeitpunkt des Entstehens dieses Buches noch nicht vor, diese sollten Ihnen trotzdem nicht vorenthalten werden.

106

Heilrezepte und Anwendungen mit Ingwer

Abreibungen mit Ingwer

Geben Sie einen Esslöffel Ingweressig auf einen Liter kaltes Wasser. Tränken Sie ein Tuch darin, wringen Sie es gut aus und legen Sie es auf oder wickeln Sie es um den betroffenen Körperteil. Reiben Sie dann schnell und kräftig mit der flachen Hand über das Tuch, bis es sich warm anfühlt. (Das Tuch bleibt nur wenige Minuten auf dem Körper.)

Bad/Teilbad mit Ingwer

Für ein Bad brauchen Sie ca. zwei Esslöffel frisch geriebenen Ingwer. Gießen Sie diesen mit einem halben Liter warmem Wasser auf, und geben Sie den Sud als Badezusatz in die Wanne. Badedauer höchstens 20 Minuten. Für ein Teilbad benötigen Sie ca. zwei Teelöffel frisch geriebenen Ingwer, der mit einem Viertelliter warmem Wasser aufgegossen wird.

Ingweressig

bekommen Sie in gut sortierten Supermärkten oder in Naturkostläden. Sie können ihn auch selbst herstellen. Ein Rezept finden Sie auf Seite 114.

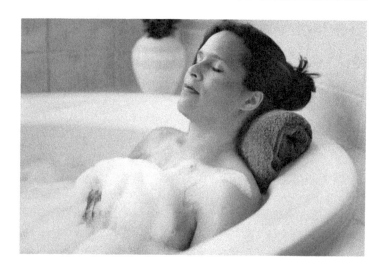

Ingwerpaste

Verrühren Sie einen Teelöffel Ingwerpulver mit etwas warmem Wasser, bis eine streichfähige Masse entsteht.

Ingwersirup

Schälen Sie ca. 100 Gramm frischen Ingwer, schneiden Sie ihn in kleine Stücke, und pürieren Sie diese im Mixer. Anschließend lassen Sie das Ganze mit möglichst wenig Wasser etwa ½ Stunde köcheln. Geben Sie dann teelöffelweise nach und nach Zucker dazu, bis die Mischung eindickt.

Ingwertee

Rezepte zur Zubereitung des Tees finden Sie im Rezeptteil auf Seite 215.

Ingwertinktur

bekommen Sie als Fertigarzneimittel in der Apotheke. Wenn Sie die Tinktur selbst herstellen wollen, benötigen Sie ca. 150 g frischen Ingwer und einen Viertelliter Alkohol, ca. 30 %. Reiben Sie den Ingwer direkt in das Gefäß für die Tinktur, und geben Sie den Alkohol hinzu. Stellen Sie das Gefäß für etwa 20 Tage an einen warmen, vor Zug geschützten Ort. Die Mischung muss regelmäßig geschüttelt werden. Danach wird die Tinktur durch ein Sieb abgegossen. Bewahren Sie sie am besten in einer dunklen Glasflasche auf.

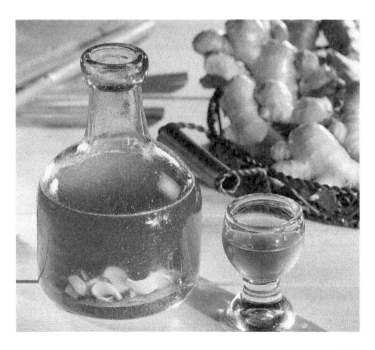

Ingwerumschläge und -kompressen

Legen Sie eine in Stücke geschnittene mittelgroße Ingwerknolle in eine Schüssel, und übergießen Sie sie mit ca. 1,5 l
heißem Wasser, bis die Schüssel etwa halb voll ist. Der Sud
muss etwa 15 Minuten ziehen. Tränken Sie dann eine Mull-
binde damit, und legen Sie sie auf die schmerzende Stelle.
Sie sollte so heiß sein, wie der Patient es vertragen kann.

Kneippen mit Ingwer

Anwendungen mit Ingwer gehören zu den wirksamsten der
Kneipptherapie. Sie stabilisieren den Kreislauf und verbessern die Durchblutung.

Achtung: Nur Kneippen, wenn eine organische Erkrankung
als Ursache für die Durchblutungsstörung ausgeschlossen
ist!

Die einfachste Kneippanwendung mit Ingwer für zu Hau-
se ist das Wassertreten in der Badewanne. Füllen Sie die
Wanne, bis das kalte Wasser Ihnen bis knapp zu den Knien
reicht, und geben Sie Ingwersud hinzu (wie beschrieben unter »Bad/Teilbad mit Ingwer«). Laufen Sie »wie ein Storch«
durch die Wanne, indem Sie die Füße eintauchen und dann
ganz aus dem Wasser herausheben. Dauer: ca. 10 bis 15 Minuten. Am wirksamsten ist diese Anwendung, wenn Sie sie
morgens nach dem Aufstehen durchführen.

Wadenwickel mit Ingwer

Legen Sie eine in Stücke geschnittene mittelgroße Ingwerknolle in eine Schüssel mit zimmerwarmem Wasser (ca.
22 °C). Tauchen Sie zwei Tücher ein, wringen Sie sie gut aus,

und wickeln Sie sie um beide Beine, von den Fußknöcheln bis zur Kniekehle (nicht zu straff). Anschließend mit trockenen wollenen Tüchern umhüllen. Man kann auch wollene Strümpfe über die Wickel ziehen. Wasserdichte Plastiktücher sind dagegen nicht geeignet, sie könnten zu einem Wärmestau führen. Die Wickel müssen so lange alle 7 bis 12 Minuten erneuert werden, bis das Fieber mindestens um ein bis zwei Grad gesunken ist.

Wichtig:
Während der Behandlung darf der Patient nicht frieren!

Rezepte mit Ingwer

Einführung

Über die Vielfalt der Verwendungsmöglichkeiten von Ingwer beim Kochen und Backen kann man nur staunen – von heißem Ingwerwasser bis zu alkoholischen Cocktails, von Brotaufstrich bis zu raffinierten Saucen, von Brot bis Eis – es scheint kaum etwas zu geben, das sich nicht mit Ingwer zubereiten lässt.

Ingwer als Speisegewürz kann dem Essen zugefügt oder in Sirup gemischt werden. Als Gewürz passt Ingwer gut zu Reis, orientalischen Fleischgerichten, Meeresfrüchten, Tofu, Suppen, Füllungen, Ente, Hackbraten, Fleischbällchen, Marinaden, Fischsud, Honigkuchen, Keksen, Brot, Ginger-Ale und Bier. Aus Ingwer lassen sich auch Konfitüre und kandierte Früchte herstellen. Kandierten Ingwer verwendet man klein geschnitten für Backwaren.

Zwei Verwendungsmöglichkeiten von Ingwer möchte ich Ihnen vorab ans Herz legen:
Trinken Sie vor den Mahlzeiten ein Schnapsglas von folgendem Aperitif: etwas frisch gepresster Ingwersaft, etwas

frisch gepresster Zitronensaft und eine Prise Steinsalz. Das tut dem Magen gut und regt die Verdauung an. Gut für Ihre Gesundheit ist es auch, Speisen mit Ingweressig zu würzen. Verwenden Sie zu diesem Zweck den Ingweressig wie Apfelessig.

Mit Ingweressig lässt sich auch eine »Ingwer-Therapie« durchführen. Dazu nehmen Sie täglich dreimal je zwei Teelöffel Ingweressig zu sich. Diese Therapie führt zu einer verbesserten Magen-Darm-Funktion und dadurch zu gesteigertem Wohlbefinden.

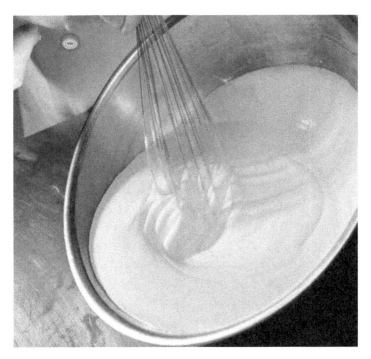

Ingweressig 1

400 g frischer Ingwer
½ l Mitsukan-Reisweinessig
Rohrzucker

Ingwer schälen und in dünne Scheiben schneiden. In einer Sauteuse (oder auch einem normalen Topf) mit dem Essig, Wasser und Zucker erhitzen (aber nicht kochen) und etwas ziehen lassen. In Einweckgläser füllen und kalt stellen. Der Ingweressig ist sofort benutzbar und hält ungefähr 1 Jahr im Rexglas (Einkochglas).

Ingweressig 2

1–2 große Ingwerknollen
Wasser
½ l naturreiner Apfelessig (mind. 6 %)

Ein bis zwei große Ingwerknollen schälen und raffeln, dann durch ein Küchentuch pressen. Der Saft muss ganz raus. Man kann ihn mit Wasser verdünnt (er ist unverdünnt enorm scharf) zu Eiswürfeln gefrieren und diese für Fruchtsäfte verwenden.

Den trocknen Ingwer (von der Größe eines kleinen Schneeballs) in etwa einen halben Liter naturreinen Apfelessig (mind. 6 %) geben und drei Wochen ziehen lassen.

Die folgenden Rezepte sind, wenn nicht anders angegeben, für 4 Personen bemessen.

Salate

Nudelsalat mit Kokossahne und Ingwer

Für 6 Portionen

150 g asiatische Eiernudeln

(z. B. Mie-Nudeln)

Salz

150 g Möhren

100 g Zuckerschoten

100 g Zucchini

2 Knoblauchzehen

2 EL Öl

20 g frischer Ingwer

Kokossahne-Sauce

3 EL Rotweinessig

4 EL Sojasauce

3 EL neutrales Öl

(z. B. Sonnenblumenöl)

70 ml Kokoscreme aus der Dose

2–3 Spritzer Tabasco

½ Beet Kresse oder

50 g Sprossen zum Anrichten

Meersalz

- Die Nudeln in sprudelndem Salzwasser nach Packungsanweisung kochen. Abgießen und mehrfach kalt abspülen. Die Möhren schälen. Die Zuckerschoten abspü-

len und eventuell entfädeln. Die Zucchini abspülen, abtrocknen und die Enden abschneiden. Das ganze Gemüse in feine Streifen schneiden oder auf der Rohkostreibe raffeln.

- Den Knoblauch abziehen, fein hacken und im heißen Öl goldbraun braten. Das Gemüse dazugeben und unter Wenden 2 Minuten dünsten. Die Pfanne vom Herd nehmen und den zerdrückten Ingwer unterrühren.

- Für die Kokossahne alle Zutaten gut verquirlen, bis sich die Kokoscreme vollständig gelöst hat. Die Sauce leicht erwärmen. Die Kokossahne, das vorbereitete Gemüse und die Nudeln mischen und 30 Minuten ziehen lassen. Kurz vorm Servieren den Salat mit Kresse oder heiß abgespülten Sprossen und etwas Meersalz bestreuen.

Spargel-Ingwer-Salat

400 g weißer Spargel
40 g Butter
100 g Ingwerwurzel
1 Zitrone
Zucker, Salz
Sesamöl
Pfeffer

- Den Spargel schälen und in Stifte schneiden. Die Schalen mit der Butter, kaltem Wasser, etwas Zucker und Salz aufkochen und eine halbe Stunde ziehen lassen.

- Diesen Fond passieren und darin den Spargel kochen (er soll noch etwas Biss haben). Den Ingwer schälen und fein raspeln, mit etwas Spargelfond aufkochen und mit Zitronensaft, Salz, Pfeffer, Zucker, Sesamöl abschmecken. Den gekochten Spargel darin warm einlegen und mehrere Stunden ziehen lassen.

Suppen

Gemüserahmsüppchen mit Ingwer & Orange

50 g Schalotten

20 g Ingwer

1 Knoblauchzehe

2 Karotten

1 Stange Lauch

1 Zucchini

¼ Fenchelknolle

3 EL Butter

Saft aus 2 Orangen

500 ml Geflügelbrühe

1 Prise Salz

Madrascurry

Kurkuma

geröstetes Sesamöl

4 EL geschlagene Sahne

8 Scheiben Parmaschinken

4 Zweige Kerbel

- Schalotten, Ingwer und Knoblauchzehe schälen und fein schneiden.

- Karotten, Lauch, Zucchini und Fenchelknolle putzen, waschen und in Würfel schneiden.

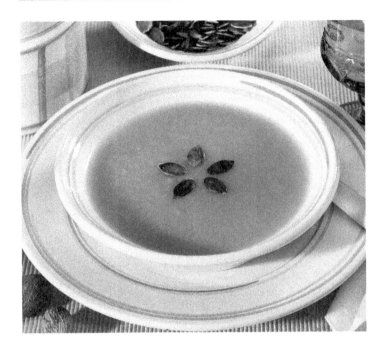

- Die Butter im Topf erhitzen, das gesamte Gemüse darin andünsten und mit dem Orangensaft ablöschen. Das Ganze etwas einkochen lassen, und die Geflügelbrühe zugeben. Alles 15 Minuten köcheln lassen.

- Anschließend im Mixer oder mit dem Pürierstab pürieren und durch ein Sieb geben.

- Die Suppe mit Salz, Madrascurry, Kurkuma und etwas geröstetem Sesamöl abschmecken. Die geschlagene Sahne vorsichtig unterheben.

- Den Parmaschinken in Streifen schneiden und diese mit dem Kerbel als Einlage in die Gemüsesuppe geben.

Tipp:

Die Kürbiskerne aufheben! Die kann man hervorragend rösten.

Kürbis-Ingwer-Suppe

1 großer Kürbis (oder 2 kleine Kürbisse,
z. B. Hokkaido-Kürbis)
1 Knoblauchzehe
1 Stück Ingwerwurzel, ca. 2 cm
1 TL Salz
250 ml Wasser

- Den Kürbis halbieren und mit einem großen Löffel die Kerne entfernen. Die Kürbishälften erst mal so groß schneiden, dass sie gut handhabbar sind. Jetzt die Stücke schälen (außer beim Hokkaido-Kürbis, den man nicht schälen muss) und in kleine Würfel schneiden. Die gewürfelten Kürbis-Stücke in einen großen Topf geben. Die Knoblauchzehe und den Ingwer schälen und klein hacken. Anschließend zusammen mit dem Salz und dem Wasser in den Topf geben. Den Topf erhitzen. Sobald das Wasser kocht, die Hitze runterschalten, sodass die Suppe nur vor sich hin köchelt. Zwischendurch mit einer Gabel testen, ob der Kürbis sich schon weich anfühlt. Wenn er sich weich anfühlt, einfach den gesamten Topfinhalt mit einem Pürierstab zu einer sämigen Suppe pürieren.

Fleisch

Ente

Ente gebraten, mit Salbei, Ingwer und Rhabarbersauce

Barbarie- oder Vierländer-Enten
  (je 1,5 kg)
Salz
frisch gemahlener schwarzer Pfeffer
250 g frischer Ingwer
2 lange Stangen junger Rhabarber
2 Hand voll frischer Salbei,
  grob gehackt
1 Knoblauchknolle
2 rote Zwiebeln
2 Glas Marsala oder Vin Santo
300 ml Gemüse-, Hühner- oder Entenbrühe
Olivenöl

- Den Backofen auf 180 °C vorheizen. Die Enten innen und außen großzügig würzen. Die Hälfte des Ingwer und des Rhabarber grob hacken (wenn Sie keinen ganz jungen Rhabarber bekommen, die Stangen eventuell vorher schälen) und in einer Schüssel mit der Hälfte des Salbeis, dem ganzen Knoblauch (die Zehen ausgelöst und halbiert) und den fein geschnittenen Zwiebeln vermischen und die Enten damit füllen.

- Dann die Enten in einen Bräter legen und eine Stunde im Backofen braten. Die Temperatur anschließend auf 150 °C reduzieren und weitere 90 Minuten braten, bis die Enten knusprig und weich sind. Während der gesamten Bratzeit das Fett ungefähr dreimal abschöpfen.

- Durch das langsame Braten wird die Haut richtig knusprig und das Fett brät sich aus. Außerdem wird das Fleisch weich, fest und schmeckt herrlich. Die Enten sind gar, wenn die Haut knusprig ist und die Keulenknochen leicht gelöst werden können. Die gebratenen Enten auf eine vorgewärmte Platte legen. Alles Fett abgießen, das sich noch im Bräter befindet. Die Füllung aus den Enten nehmen, den Fleischsaft abgießen und alles in den Bräter geben. Sanft erhitzen, den Marsala zugießen und den konzentrierten Bratensatz lösen.

- Die Brühe zugießen und einkochen lassen, bis Geschmack und Konsistenz gut sind. Durch ein grobes Sieb streichen. Mit einem Messer die Entenbrüste auslösen, die Keulen lassen sich mit den Händen lösen.

- Auf Servierteller verteilen. Den restlichen Ingwer in feine Scheiben schneiden und in einer beschichteten Pfanne in etwas Öl anbraten. Wenn er Farbe annimmt, den in feine Scheiben geschnittenen restlichen Rhabarber zugeben und zusammen mit dem übrigen Salbei knusprig braten. Über die Ente streuen und mit der Sauce servieren.

Ente mit Ingwer-Honig-Sauce

1 St. Sellerie

1 Karotte

1 Zwiebel

2 EL Butterschmalz

1 Ente, vom Metzger zerlegt

500 ml Rotwein

1 Prise Salz

1 TL Ingwer

1 TL Honig

1 TL Maisstärke (evtl. etwas mehr)

40 g kalte Butter

• Den Sellerie und die Karotte putzen und grob würfeln. Die Zwiebel pellen und grob hacken, alles beiseitestellen.

• Ein Esslöffel Butterschmalz in einer Pfanne erhitzen und alle Ententeile bis auf die Brüste darin rundum anbraten. Das vorbereitete Gemüse zugeben und kurz mitbraten lassen. Das Ganze mit dem Rotwein ablöschen, mit etwas Wasser auffüllen und salzen. Kurz aufkochen lassen und anschließend bei schwacher Hitze weich dünsten. Die Ententeile herausnehmen und bei 80 °C im Backofen warm stellen.

• Die Flüssigkeit in einen Bräter gießen, den geriebenen Ingwer und den Honig zugeben. Alles auf etwa 150 Milliliter einkochen lassen und mit Maisstärke binden.

- In der Zwischenzeit die Entenbrüste salzen und pfeffern und im restlichen Butterschmalz von allen Seiten anbraten. Danach zu den Schenkeln in den Ofen geben und eine Stunde ruhen lassen.

- Kurz vor dem Servieren die kalte Butter in die Sauce geben. Das Entenfleisch auf eine Platte geben und die Sauce dazu reichen.

Huhn

Bami Goreng

Bami Goreng ist ein indonesisches Nudelgericht und kann auf viele verschiedene Arten zubereitet werden. Bami Goreng wird mit hohen Temperaturen zubereitet, damit die Vitamine des Gemüses erhalten bleiben (kurze Garzeit).

Für 3 Portionen

100 g Glasnudeln

4 EL Öl

300 g Hähnchenbrustfilet

100 g Möhren

1 Zwiebel

1 Knoblauchzehe

20 g Ingwer

100 g Porree

150 g Chinakohl

100 g Krabben

Sambal Oelek

TL Zucker

5 EL Sojasauce

- Die Glasnudeln 5 Minuten lang in warmem Wasser einweichen. Dann die Glasnudeln in kochendem Salzwasser etwa 8 Minuten garen lassen. In ein Sieb schütten und mit kaltem Wasser abschrecken, gut abtropfen lassen. In einer Pfanne oder im Wok 2 Esslöffel Öl stark erhitzen und die

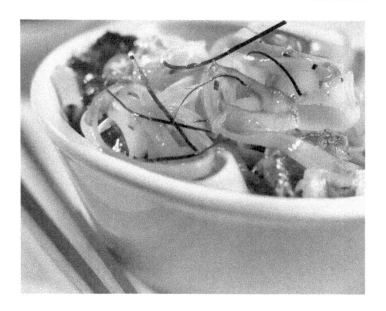

Glasnudeln darin knusprig braten. Aus der Pfanne nehmen und warm stellen. 2 Esslöffel Öl in die Pfanne geben und in Würfel geschnittenes Hähnchenbrustfilet anbraten. Die Möhren in Streifen raspeln, die Zwiebel und
den Knoblauch fein hacken, den Ingwer schälen und fein
reiben, den Porree und den Chinakohl in feine Streifen
schneiden. Das Gemüse in die Pfanne geben und auf hoher Temperatur etwa 10 Minuten garen.

• Die Krabben zufügen und mit einer Messerspitze Sambal
Oelek, einer Prise Zucker und fünf Esslöffeln Sojasauce
würzen. Zum Schluss die Nudeln unter das Bami Goreng
mischen.

Cranberry-Hähnchen mit Ingwer

50 g getrocknete Cranberries
1 St. frischer Ingwer, walnussgroß
2 Schalotten
2 Knoblauchzehen
1 kl. rote Chilischote
1 Bund Lauchzwiebeln
500 g Hähnchenbrust
2–3 EL Erdnussöl
1 TL Sesamöl
Sojasauce
1 Schuss Sherry fino
100 g Cranberries, frisch oder tiefgefroren
200 g Sojabohnen-Keimlinge
1 EL Basilikumblätter, gehackt
Basmati-Reis

- Die getrockneten Cranberries grob hacken. Den Ingwer schälen und in feine Stäbchen schneiden. Die Schalotten abziehen und würfeln. Den Knoblauch abziehen und durch die Presse drücken. Die Chilischote waschen, putzen und in hauchfeine Ringe schneiden. Die Lauchzwiebeln waschen, putzen und schräg in etwa 1 cm breite Ringe schneiden. Die Hähnchenbrust in feine Streifen schneiden.

- Im Wok oder einer großen Pfanne das Erdnussöl erhitzen, die Schalotten darin glasig dünsten.

- Den Ingwer und den Knoblauch zugeben, kurz mit dünsten. Die Hähnchenstreifen zugeben und unter Wenden 3–4 Minuten braten. Mit Sesamöl, Sojasauce und Sherry würzen, alle Cranberries zugeben und 2 Minuten unter Wenden weiterbraten. Chili, Sojabohnen-Keimlinge und Lauchzwiebeln unterrühren und 2–3 Minuten weiterbraten. Mit Basilikum bestreut zu Basmati-Reis servieren.

Thailändisches Ingwerhuhn

Thailändisches Ingwerhuhn (Gai Pad Khing) ist ein berühmtes thailändisches Gericht.

Fischsauce heißt auf Thailändisch Naam Plaah. Es ist ein Flüssigwürzmittel, das aus fermentiertem Fisch hergestellt wird. Fischsauce ist eine der wichtigsten Grundzutaten in der thailändischen Küche und wird anstelle von Salz verwendet. Fischsauce erhält man in Asia Shops. Dort gibt es sie in kleinen Flaschen.

10 g Mu Err Pilze

30 g Ingwer

80 g Lauchzwiebeln

2 Tomaten

300 g Hähnchenbrustfilet

3 Knoblauchzehen

4 EL Sojaöl

60 g Cashewnüsse, ungesalzen

2 TL Austernsauce

2 EL Fischsauce

1 EL Zucker

Thailändischer Duftreis

- Die Mu Err Pilze in eine Schüssel füllen, mit heißem Wasser übergießen und etwa 20 Minuten quellen lassen. Anschließend gut ausdrücken, die harten Stiele entfernen und Pilzhüte vierteln. Den frischen Ingwer schälen und in feine Stifte schneiden. Die Lauchzwiebeln putzen und in etwa 3 cm lange Stücke schneiden. Die Tomaten waschen und vierteln. Das Hähnchenbrustfilet in Streifen schneiden. Die Knoblauchzehen fein hacken.

- Im Wok zunächst 2 Esslöffel Sojaöl erhitzen und die ungesalzenen Cashewnüsse darin kurz goldgelb backen. Mit einer Schaumkelle herausnehmen und auf Küchenkrepp abtropfen lassen. Restliches Sojaöl in den Wok geben. Knoblauch darin kurz goldgelb anbraten. Hähnchenstreifen zufügen und kurz anbraten. Mu Err Pilze, Ingwer, Lauchzwiebeln, Tomaten und Cashewnüsse zufügen. Unter Rühren etwa 2 Minuten braten.

- Austernsauce, Fischsauce und Zucker über das Thailändische Ingwerhuhn geben und gut durchmischen. Dazu schmeckt thailändischer Duftreis sehr gut.

Kaninchen

Kaninchen mit Schokoladensauce

Kaninchen (1,2–1,3 kg brutto mit Leber und Nieren)
200 g Zwiebeln
50 g Ingwer, frisch
1 Rosmarinzweig
2 rote Chilischoten, getrocknet
15 schwarze Pfefferkörner
5 Lorbeerblätter
0,25 l Rosé-Wein, trocken
0,125 l Rotweinessig
100 g Butterschmalz
Salz
1 Orange, unbehandelt
50 g Speck, durchwachsen
5 TL Öl
50 g Pinienkerne
2 Knoblauchzehen
50 g Korinthen
30 g Edelbitter-Schokolade
2 TL Butter zum Braten
Baguettebrot

- Den Kopf des Kaninchens abtrennen. Die Leber und die Nieren abgedeckt kühl stellen. Die Vorder- und Hinterläufe abtrennen. Den Rücken quer in 4 Stücke schneiden, in eine Schüssel legen. Die Zwiebeln schälen, in Scheiben schneiden, Ingwer reiben. Rosmarinnadeln von den Stielen streifen, Chilischoten zerdrücken. Diese vorbereiteten Zutaten, Pfefferkörner und Lorbeerblätter auf die Kaninchenteile streuen.

• Wein und Essig mischen und über das Fleisch gießen. Die Schüssel abdecken. 8 Stunden (besser über Nacht) kühl gestellt durchziehen lassen. Zwischendurch einmal wenden.

• Kaninchenteile aus der Marinade nehmen, abtropfen lassen und mit Küchenkrepp trockentupfen. Butterschmalz in einem Schmortopf sehr heiß werden lassen. Kaninchenteile darin von allen Seiten kurz und heiß anbraten, anschließend salzen und die Marinade mit den Kräutern und den Gewürzen zugießen. Schmortopf zugedeckt auf die unterste Schiene im vorgeheizten Backofen stellen, das Kaninchen bei 225 °C etwa 40–45 Minuten schmoren.

• In der Zwischenzeit die Orange dünn abreiben und auspressen. Den Speck fein würfeln. Das Öl in einer Pfanne sehr heiß werden lassen. Speck und Pinienkerne darin unter Wenden braun rösten. Knoblauchzehen schälen und in die Pfanne pressen.

• Orangenschale und -saft und die Korinthen zugeben, kurz durchkochen. Die Pfanne vom Herd nehmen. Die Schokolade fein würfeln und zugeben. Die Sauce jetzt wieder kurz durchkochen.

- Den Deckel vom Schmortopf nehmen. Fleisch weitere 10 Minuten offen garen. Topf aus dem Ofen nehmen. Die Kaninchenteile mit wenigen Zwiebeln und Lorbeerblättern (aus dem Schmorfond) auf einer vorgewärmten Platte anrichten, zudecken und im abgeschalteten Ofen warm stellen. Den Schmorfond durch ein Sieb in die Schokoladensauce gießen und noch einmal durchkochen. Die Kaninchenteile vor dem Servieren mit wenig Schokoladensauce übergießen und die restliche Sauce getrennt reichen. Dazu passt knuspriges Baguettebrot.

- Leber und Nieren werden zum Schluss in einer Pfanne in Butter kurz gebraten und mit dem Fleisch zusammen serviert.

Kaninchen-Tajine mit Zitrone

4 Zwiebeln

4 Knoblauchzehen

1 Bd. Petersilie

1 Bd. Koriander

50 g Butter

1 zerlegtes Kaninchen

½ TL Kümmelpulver

½ TL frischer Ingwer, gerieben

1 Zimtstange

2 g Safran

Geflügelfond

Salz

1 Zitrone

- Die Zwiebeln schälen, klein schneiden, den Knoblauch zerdrücken, die Petersilie und den Koriander hacken. Die Butter in einem großen Topf zum Schmelzen bringen und die Kaninchenstücke darin anbräunen. Sobald sie goldbraun sind, die Zwiebeln hinzufügen und ebenfalls anbräunen. Die Leber beiseitelegen.

- Ingwer, Kümmel, Zimt, Safran, Knoblauch und 30 cl Geflügelfond hinzufügen, salzen. Alles gut vermischen und auf mittlerer Stufe etwa 30 Minuten kochen. Evtl. erneut 20 cl Fond beim Kochen hinzufügen. Den Saft einer halben Zitrone, Petersilie und Koriander dazugeben. Die Leber hinzufügen und alles noch 10 Minuten kochen. Mit Couscous servieren.

Lamm

Kashmere-Lamm

1 kg Lammschulter
(mit Knochen)

3 Zwiebeln

4 Knoblauchzehen

4–5 EL Öl

Ganzgewürze:

1 Zimtstange

4 Nelken

3 Körner Kardamom

2 Lorbeerblätter

1 TL Kreuzkümmel

3 Tomaten

5 cm Ingwer

2 frische grüne Peperoni

Gemahlene Gewürze:

1 TL Kurkumapulver

1 TL Koriander

1 TL Paprikapulver,
rosenscharf

½ TL Chilipulver

1 TL Garam Masala

1 TL Salz

200 g Vollmilchjogurt

100 g Cashewkerne, gerieben
2 EL Korianderblätter, gehackt
  (oder Kerbel, Petersilie)
Reis

- Das Lammfleisch waschen, vom Knochen lösen, in Portionsstücke teilen und beiseitestellen. Die Zwiebeln und die Knoblauchzehen schälen. Die Zwiebeln in feine Ringe schneiden und die Knoblauchzehen zerdrücken. Das Öl in einer Pfanne erhitzen. Die Zwiebelringe und die zerdrückten Knoblauchzehen darin goldbraun braten. Danach die Ganzgewürze darin kurz anrösten. Anschließend die Fleischstücke hinzufügen und das Ganze bei mittlerer Hitze weiterbraten.

- Inzwischen die Tomaten waschen, putzen und in Stücke schneiden. Den Ingwer schälen und in dünne Streifen schneiden. Die Tomaten, den Ingwer und die grüne Peperoni zusammen mit den gemahlenen Gewürzen unter das Fleisch mischen und alles unter gelegentlichem Rühren weiterbraten. Wenn nötig, etwas Wasser daraufgießen.

- Sobald das Fleisch gar ist, den Jogurt zusammen mit den Cashewkernen zu einer Paste verrühren und mit dem Fleisch vermischen. Auf niedriger Stufe etwa 15 Minuten weiterköcheln lassen.

- Vor dem Servieren das Lamm mit den Korianderblättern bestreuen.

Lammcurry, indisch

Für 3 Portionen

600 g Lammkeule,
  in Scheiben geschnitten
10 g Ingwer
3 Knoblauchzehen
5 EL Öl
2 TL Kurkuma
1 TL Curry
Cayennepfeffer
¾ l Brühe
Salz
600 g Gemüsezwiebeln
Fladenbrot (frisch gebacken)
  oder Reis

- Die Lammkeulenscheiben in mundgerechte Würfel schneiden. Den Ingwer und den Knoblauch schälen und in feine Würfel schneiden. In einem Topf Öl erhitzen, Ingwer und Knoblauch darin auf milder Hitze etwa 5 Minuten andünsten. 2 Teelöffel Kurkuma, 1 Teelöffel Curry und eine Prise Cayennepfeffer zufügen und unter ständigem Rühren etwa 10 Sekunden leicht anrösten. Das Lammfleisch zugeben und mit den Gewürzen verrühren. Einen Deckel auf den Topf legen und das Lammcurry etwa 15 Minuten auf niedrigster Temperatur unter gelegentlichem Umrühren schmoren. Den Deckel abnehmen und das Lammcurry mit Brühe auffüllen. Evtl. leicht nachsal-

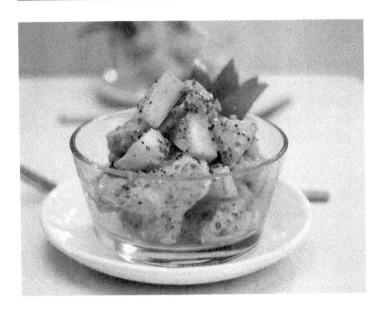

zen. Die Gemüsezwiebeln schälen, halbieren und in dünne Scheiben schneiden, in das Lammcurry geben, unter das Lammfleisch mischen und alles einmal aufkochen lassen. Das Lammcurry offen auf mittlerer Temperatur etwa 30 Minuten köcheln lassen, bis das Lammfleisch weich ist. Dabei hin und wieder umrühren.

Pute

Putenfleisch mit Ingwer im Römertopf

300 g Putenfleisch
Salz, Pfeffer
4 gr. Möhren
1 mittelgr. Ingwerwurzel
2 Knoblauchzehen
etwas Wasser (Wein)
Salat, Kroketten oder Baguette

- Das Putenfleisch (am besten die oberen Teile der Keule) vom Knochen lösen und in Portionsteile schneiden, salzen und pfeffern.

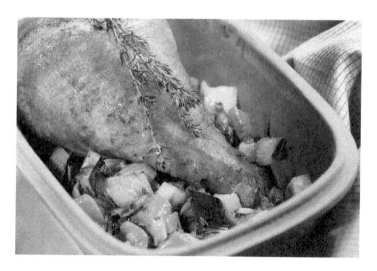

- Die Möhren schrabben, in Scheiben schneiden, die Ingwerwurzel ebenso schälen und in Scheiben schneiden und mit den Knoblauchzehen und dem Fleisch im Topf bunt schichten.

- Etwas Wasser (Wein) zugeben und im geschlossenen Römertopf bei etwa 200 °C zwei Stunden garen lassen. Die Zeit lässt sich fast beliebig verlängern, also keine Angst, wenn die Gäste nicht rechtzeitig da sind.

- Kurz vor Ende der Garzeit den Saft in einen Topf geben, die oben liegenden Hautteile im offenen Römertopf weiterbräunen und den Saft nach Gusto zur Sauce abschmecken und binden.

Putengeschnetzeltes mit Ananas

300 g Putenbrust
1 St. frischer Ingwer, daumengroß
  (oder 1 TL Ingwerpulver)
4 EL Sojasauce
Salz
schwarzer Pfeffer
etwas Chilipulver
1 Knoblauchzehe
3 Scheiben Ananas frisch
2 EL Öl
150 g frische Bohnenkeime
1 Bd. Schnittlauch

- Das Putenfleisch abwaschen, trocknen und gleichmäßig schnetzeln.

- Den Ingwer schälen und klein würfeln. Mit der Hälfte der Sojasauce, Salz, Pfeffer, Chilipulver und zerdrücktem Knoblauch verrühren.

- Das Fleisch darin wenden und 1 Stunde im Kühlschrank ziehen lassen. Die Ananasscheiben schälen, den harten Mittelstrunk herausschneiden, das Fruchtfleisch nicht zu fein würfeln.

- Die Bohnenkeime in ein Sieb geben und unter fließendem Wasser abbrausen. Abtropfen lassen.

- Das restliche Öl in einer Pfanne erhitzen und das Putenfleisch darin kurz anbraten. Dann die Ananasstücke untermischen.

- Die Bohnenkeime in die Pfanne geben und unter ständigem Wenden mit anbraten.

- Alles mit Sojasauce, Pfeffer, Chilipulver und etwas Salz abschmecken. Den Schnittlauch in Röllchen schneiden und aufstreuen.

Putensteak mit Mandeln

4 EL Öl

1 EL Honig

20 g Cognac

10 g Mandeln

Ingwer frisch, ca. 1 cm

Paprikapulver

1 TL Pfeffer, weiß

Salz

500 g Putenfilet

● Öl, Honig und Cognac gut miteinander verrühren. Die Mandeln und den Ingwer fein hacken und in die Sauce geben. Mit Paprikapulver, 1 gehäuftem Teelöffel Pfeffer und Salz würzen. Die Putensteaks mit Küchenpapier abtrocknen und in eine flache Schale legen. Mit der Marinade übergießen. Am besten über Nacht, mindestens jedoch 2 Stunden darin durchziehen lassen. Dabei einmal wenden.

● Dann auf der einen Seite 12 Minuten, Grill Stufe 3, Rost 3 (ganz oben) übergrillen. Die andere Seite 5 Minuten grillen. Die fertigen Steaks auf einer Platte anrichten.

Rind

Geschmortes Rindfleisch

Für 2 Portionen
200 g mageres Rindfleisch
3 Frühlingszwiebeln
4–5 EL Sojasauce
1 EL Speisestärke
1 Knoblauchzehe
etwas Ingwer, klein gehackt
Öl
20 ml Reiswein
80 ml Hühnerbrühe
Sesamöl

* Das Rindfleisch in dünne Scheiben schneiden. Die Frühlingszwiebeln klein schneiden (etwas von dem Grün übrig lassen zur Dekoration) und zusammen mit dem Fleisch und der Sojasauce in eine Schüssel geben. Das Stärkemehl in etwas Wasser auflösen und ebenfalls in die Schüssel geben und alles gut vermengen. Ein paar Minuten marinieren lassen.

* Währenddessen die Knoblauchzehe in feine Scheiben schneiden und bereitlegen. Den Ingwer klein hacken.

* In einem Wok das Öl stark erhitzen und das Fleisch mit den Frühlingszwiebeln unter ständigem Rühren anbraten,

bis es fast gar ist. Dann den Reiswein und die Hühnerbrühe hinzugeben und etwas schmoren lassen. Am Schluss den Knoblauch und den Ingwer unterrühren und noch einmal kurze Zeit schmoren lassen.

- Ganz am Schluss noch ein paar Tropfen Sesamöl unterheben und sofort in einer Schüssel servieren. Das vorher bereitgelegte Grün der Frühlingszwiebeln quer in Streifen schneiden und über das Gericht streuen.

Rindfleisch-Curry Sumatra (Kelia Sumatera)

1 kg Rindfleisch
4 gr. Zwiebeln
8 Knoblauchzehen
1 St. frischer Ingwer, ca. 4 cm groß
1 St. Zitronengras
2–3 EL Pflanzenöl
1 EL gemahlener Koriander
2 TL gemahlener Kümmel
¾ TL Kurkuma
¾ TL Garnelenpaste (Kopi)
½ l Kokosnussmilch
2–3 Lorbeerblätter
rote Chilis nach Geschmack
einige Cashewnüsse
Salz
10 kl. Kartoffeln
Frühlingszwiebeln

- Das Fleisch würfeln, die Zwiebeln schälen und grob hacken, ebenso den Knoblauch und den Ingwer. Das Zitronengras säubern und den hellen unteren Teil grob hacken; der obere wird nicht verwendet. Zwiebeln, Knoblauch, Ingwer und Zitronengras in einem Mixer pürieren.

- Das Öl in einer Kasserolle erhitzen, das Fleisch darin von allen Seiten gut anbraten und wieder herausnehmen. Das Zwiebelpüree unterrühren und 5 Minuten dünsten. Die

147

Gewürze und die Garnelenpaste dazugeben und gut vermischen, kurz weiterbraten, dann die Kokosnussmilch dazugießen, die Lorbeerblätter hinzufügen und zum Kochen bringen. Alles 5–6 Minuten köcheln lassen.

• Chilis aufschlitzen, Samen entfernen und die Schoten in die Sauce geben. Die Nüsse zermahlen und ebenfalls in die Sauce rühren, mit Salz abschmecken.

• Das Fleisch dazugeben und etwa 1½ Stunden sanft köcheln lassen, bis es weich ist.

• Falls nötig, während des Kochens zusätzliche Kokosnussmilch hinzugeben. Die Kartoffeln schälen und im Curry kochen, bis sie weich sind und die Sauce dick geworden ist. Das Gericht nach Belieben mit gehackten Frühlingszwiebeln garnieren.

Schwein

Gebratenes Schweinefleisch
mit Ingwer

400 g Schweinekamm
  (Nacken)
1 St. Ingwer, klein gehackt
4 EL Sojasauce
2 EL Sake
2 TL Mirin (süßer Reiswein)
  oder Sherry
ein wenig Pflanzenöl
1 St. Rettich, 5 cm groß
1 Tomate
Reis

- Zwischen Fleisch und Fett, das Schweinefleisch mit einer Messerspitze 2–3 cm einkerben. Mit Ingwer, Sojasauce, Sake und Mirin eine Sauce zubereiten, das Schweinefleisch für längere Zeit darin einlegen (20–30 Minuten).

- In einer Bratpfanne das Öl erhitzen, die Schweinefleischscheiben nacheinander hineinlegen, nachdem beide Seiten angebraten sind, wieder herausnehmen. Wenn alles Fleisch angebraten ist, wieder zusammen in die Pfanne legen und mit der Sauce übergießen.

- Den Rettich in schmale Streifen schneiden. Die Tomate in Scheiben schneiden.

- Das Fleisch auf den Tellern anrichten und mit dem Gemüse verzieren.

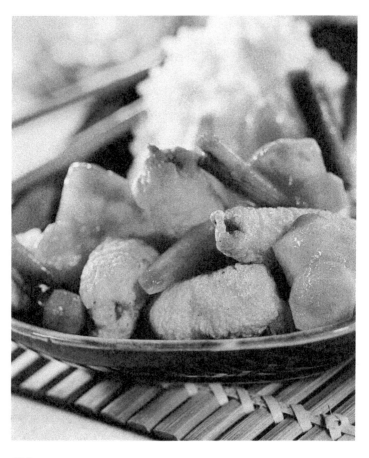

Ingwerfleisch auf Duftreis –
das besondere Gericht

12 kleine Filetscheiben à 60 g
Salz, Pfeffer aus der Mühle
1 Eiweiß
75 ml Sojasauce
2 EL Speisestärke
300 g Duftreis

Sauce:
1–2 EL Sesamöl
1 Ingwerknolle
1 Zwiebel
2 Knoblauchzehen
1 gelbe Paprikaschote
1 EL Curry
125 ml Weißwein
325 ml Kokosmilch
1–2 EL Hoisin-Sauce
1–2 EL Sojasauce
2 Pfirsichhälften (Dose)
2–3 rote Chilischoten
Fett zum Braten
Kräuterzweige zum Garnieren

- Das Filet unter fließendem Wasser waschen, trockentupfen, leicht klopfen, mit Salz und Pfeffer würzen. Das Eiweiß mit der Sojasauce und der Speisestärke verschlagen und das Fleisch darin wenden. Im Kühlschrank mindestens ½ Stunde marinieren.

- Den Duftreis unter fließendem Wasser waschen, gut abtropfen lassen. Salzwasser in einem Topf erhitzen und den Reis darin 18–20 Minuten garen.

- Für die Sauce das Sesamöl im Wok erhitzen. Die geschälte Ingwerwurzel fein hacken, ins Fett geben und andünsten. Die gewürfelte Zwiebel und den gehackten Knoblauch zugeben und kurz mit anbraten. Die entkernte Paprikaschote würfeln, dazugeben und mitschwitzen. Mit Curry bestäuben, den Weißwein und die Kokosmilch angießen und einmal aufkochen lassen.

- Die Sauce mit Hoisin-Sauce, Sojasauce, Salz und Pfeffer abrunden und bei mäßiger Hitze 8–10 Minuten köcheln lassen. Anschließend im Mixer oder mit dem Pürierstab pürieren. Die Pfirsichhälften in kleine Stücke schneiden, die Chilis waschen, entkernen und klein schneiden, mit in die Sauce geben und kurz ziehen lassen.

- Das Fett in einer Pfanne erhitzen, die Filetscheiben darin auf beiden Seiten scharf anbraten. Mit dem Reis und der Sauce dekorativ anrichten und mit den Kräuterzweigen garnieren. Sofort servieren.

Schweinefleisch mit Ingwer und Frühlingszwiebeln

300 g Schweinefilet

1 TL Speisestärke

1 TL Sojasauce

1 TL Öl (Sesamöl)

4 Frühlingszwiebeln

1 St. Ingwerwurzel, fingerlang

2 Knoblauchzehen

2 Selleriestangen

3 EL Öl

etwas Salz

etwas Pfeffer

1 TL Zucker

1 EL Austernsauce

2 EL Reiswein oder Sherry

1 EL Essig (Reisessig)

2 EL Instant-Hühnerbrühe

Reis (körnig gekocht)

• Das Fleisch quer zur Faser in dünne Scheibchen schneiden, mit Stärke, Sojasauce und Sesamöl einreiben und marinieren lassen.

• Frühlingszwiebeln schräg in ½ cm breite Scheibchen schneiden. Den Ingwer dünn schälen und längs in feine Scheiben schneiden; ebenso den Knoblauch und den Sellerie in hauchdünne Scheiben schneiden.

- Das Öl im Wok erhitzen, zuerst das Fleisch darin pfannenrühren, dabei mit Salz, Pfeffer und Zucker würzen. Ingwer, Knoblauch, Frühlingszwiebeln und Sellerie nacheinander zufügen und mitbraten. Schließlich je 1 EL Soja- und Austernsauce, Reiswein, Essig und die Brühe angießen, alles mischen.

- Auf einer Platte anrichten und heiß servieren.

Fisch und Meeresfrüchte

Asia-Nudeln mit Shrimps

30 g frische Ingwerwurzel

1 Knoblauchzehe

2 Chilischoten

150 g Möhren

2 Frühlingszwiebeln

1 gelbe Paprikaschote

250 g chinesische Eiernudeln

3 EL Öl

200 g geschälte,
    gekochte Shrimps

150 g Sojabohnenkeime

5 EL Sojasauce

Salz

schwarzer Pfeffer

- Den Ingwer schälen und in ganz feine Streifen schneiden. Die Knoblauchzehe schälen und fein hacken. Die Chilischoten schälen, entkernen, fein hacken. Die Möhren in feine Streifen, die Zwiebeln in Ringe und die Paprika in Würfel schneiden.

- Reichlich Salzwasser aufkochen, die Eiernudeln dazugeben und bissfest kochen. In ein Sieb geben und kalt abspülen.

- Im Wok das Öl erhitzen. Ingwer, Knoblauch und Chili darin anbraten. Die Shrimps ebenfalls kurz anbraten. Mit einer Schaumkelle herausnehmen und gut warm halten. Das Gemüse und die Sojabohnenkeime im Wok ebenfalls anbraten. Dabei immer rühren. Die Nudeln dazugeben, dann auch die Shrimps. Mit Sojasauce, Salz und Pfeffer abschmecken.

Fischfilet mit Ingwer- Tomatensauce

200 g Reis
1 Schalotte
1 walnussgroßes Stück Ingwer
3 EL Mineralwasser
500 g passierte Tomaten
1 EL Aceto Balsamico
1 Dose Tomaten
  gewürfelt (240 g)
Salz
Pfeffer
Zucker
1 kl. Rosmarinzweig
4 fettarme Fischfilets à 150 g
  (z. B. Hoki)
1 EL Sonnenblumenöl
1 EL gehackte glatte Petersilie

- Den Reis nach Packungsanleitung in leicht gesalzenem Wasser garen. Die Schalotte abziehen und in feine Würfel schneiden. Den Ingwer schälen und fein reiben. Beides in einer beschichteten Pfanne in Mineralwasser glasig dünsten. Die passierten Tomaten und den Essig hinzufügen und 5 Minuten einkochen lassen.

- Die Tomaten aus der Dose abtropfen lassen, in die Sauce geben, mit Salz, Pfeffer und Zucker abschmecken.

- Den Rosmarinzweig abbrausen, trockentupfen, die Nadeln abzupfen und hacken. Die Fischfilets abspülen, trockentupfen und mit Salz, Pfeffer und Rosmarinnadeln bestreuen. Das Öl in einer beschichteten Pfanne erhitzen und den Fisch auf jeder Seite 3 Minuten braten. Die Petersilie unter den Reis heben, den Fisch und die Sauce dazu servieren.

Rotes Fisch-Curry – das besondere Gericht

Für 2 Personen
400 g Viktoriabarsch
  (oder ähnlicher Fisch)
Zitronensaft
1 Knoblauchzehe
1 Zwiebel
1 St. Ingwer, ca. 3 cm
2 frische rote Chilis
4 EL Erdnussöl
1 gr. EL rote Currypaste
1 Msp. Garnelenpaste
1 Dose Kokossahne (450 ml)
1 Kaffirlimetten-Schale
4 Zitronenblätter
2 EL Fischsauce
1 TL Zucker
Thai-Basilikum
Reis

- Currypaste, Garnelenpaste, Kokossahne, Fischsauce, Thai-Basilikum und Kaffirlimetten-Schale bekommen Sie in Asia-Läden.

- Den Fisch waschen, in 3–4 cm große Stücke schneiden und mit Zitronensaft beträufeln. Kühl stellen.

- Knoblauch, Zwiebel, Ingwer und Chilis fein hacken.

159

- Öl im Wok erhitzen, Knoblauch, Zwiebel, Ingwer und Chilis etwa 3–4 Minuten anbraten.

- Die rote Currypaste und die Garnelenpaste zugeben und nochmals 2–3 Minuten braten.

- Die Kokossahne hinzufügen, einrühren. Die gewaschene Kaffirlimetten-Schale, Zitronenblätter, Fischsauce und Zucker zugeben. Bei schwacher Hitze ungefähr 5 Minuten köcheln. Den Fisch zugeben und 3–4 Minuten ziehen lassen. Zum Schluss das Basilikum unterrühren und sofort servieren. Vorschlag: Dazu grünen Jasmintee reichen.

Vegetarisches

Auberginengemüse

500 g Auberginen
3 EL Pflanzenöl
4 Zwiebeln
1 EL frischer Ingwer
4 Tomaten
½ TL Kurkumapulver
1 TL Chilipulver
1 TL Salz
½ TL Korianderpulver
½ TL Garam Masala
(indische Gewürzmischung)
2 TL frische Korianderblätter

- Die Auberginen waschen und in Alufolie einwickeln, auf ein Backblech legen und etwa 70 Minuten im vorgeheizten Backofen bei 180 °C backen, bis sie weich sind. Die Auberginen aus dem Backofen nehmen, Folie öffnen und abkühlen lassen, dann die Haut abziehen und das Fruchtfleisch klein hacken.

- Das Öl in einer Pfanne erhitzen, die gehackten Zwiebeln zugeben und goldbraun anschwitzen. Den klein gehackten Ingwer zufügen und ½ Minute weiterbraten. Die klein gehackten Tomaten zugeben, alles umrühren. Bei zugedeckter Pfanne etwa 5 Minuten garen, aufpassen, dass nichts anbrennt. Auberginenstücke, Kurkuma, Chilipulver und Salz zufügen, gut verrühren und das Gemüse bei geringer Hitzezufuhr etwa 10–15 Minuten köcheln lassen.

- Zuletzt mit Korianderpulver und Garam Masala würzen, mit gehackten Korianderblättern und Ingwer garnieren und heiß servieren.

Bombay-Kartoffeln

1 kg fest kochende Kartoffeln
5 Knoblauchzehen
1 EL braune Senfkörner
1 Stück Ingwer, 2 cm
Öl
1 TL Curry (oder je ein gestrichener
  TL Kumin und Kurkuma)
1 gestrichener TL Koriander
200 g Jogurt

- Die Kartoffeln schälen, in Stücke schneiden und in Salzwasser bissfest kochen. Den Knoblauch durch die Presse drücken und den Ingwer fein reiben. Beides zu einer Paste vermengen. So viel Öl in einer Pfanne erhitzen, dass der Pfannenboden gut bedeckt ist. Die Ingwer-Knoblauchpaste hinzufügen und ein paar Sekunden unter Rühren braten. Die Senfkörner hinzugeben. So lange erhitzen, bis sie platzen. Dann unter ständigem Rühren die Gewürze und den Jogurt hinzugeben. Die gekochten Kartoffeln dazugeben und unter Rühren nochmals etwa 5 Minuten garen.

- Dazu passt Zucchinigemüse.

Farfalle mit Kürbissauce und Blauschimmelkäse

500 g Farfalle

1 Knoblauchzehe

½ Zwiebel

½ TL Fenchelsamen

1 EL Butter

250 g Kürbis, entkernt
  und geschält

50 ml trockener Vermouth

400 ml Gemüsebrühe

100 g Blauschimmelkäse

Salz

Pfeffer

20 g geröstete Kürbiskerne

2 EL Kürbiskernöl

• Den Knoblauch und die Zwiebel in Würfel schneiden, die Fenchelsamen im Mörser zerstoßen oder mit etwas Butter verknetet hacken. Alles 2 Minuten in Butter anschwitzen. Den Kürbis grob zerkleinern und 5 Minuten mitschwitzen lassen, dann mit Vermouth ablöschen, einwirken lassen. Mit der Brühe auffüllen und in 20 Minuten weich kochen. Das Ganze mit der Hälfte des Käses im Mixer pürieren und mit Salz und Pfeffer abschmecken.

• Die Farfalle nach Packungsanweisung al dente kochen und mit der Kürbissauce auf Teller verteilen. Den restli-

chen Käse über die Nudeln bröseln, mit Kürbiskernen bestreuen und das Kürbiskernöl darüber träufeln.

- (Übrigens: Wenn Sie nicht rein vegetarisch kochen wollen, können Sie auch Hühnerbrühe statt Gemüsebrühe
verwenden.)

Gegrillte Süßkartoffeln mit Zitrus-Ingwer-Sauce

Für 6 Portionen

Filets von 6 unbehandelten Zitronen
2 rote Paprikaschoten

Sauce:

60 g frische Ingwerwurzel
Salz
Pfeffer aus der Mühle
3 EL Honig
1 kg Süßkartoffeln

- Die Zitronenfilets (dafür die Früchte dick abschälen, dabei die weiße Haut mit abschneiden. Das Fruchtfleisch zwischen den Trennhäuten mit einem scharfen Küchenmesser herauslösen) und die halbierten, entkernten und in kleine Würfel geschnittenen Paprikaschoten und die geriebene Ingwerwurzel in eine Schüssel geben, mit einer Salz-Pfeffer-Honig-Sauce übergießen.

- Zwei Bogen extrastarke Alufolie von 45 x 45 cm zurechtschneiden und ringsum einen kleinen Rand falten.

- Die Kartoffeln schälen, längs vierteln und auf den Folien verteilen. In zwei Portionen nacheinander auf den Grillrost setzen, jeweils mit einem Viertel der Sauce begießen und 20–25 Minuten grillen. Die fertigen Grillkartoffeln mit der restlichen Sauce servieren.

Indischer Blumenkohl

1 mittlerer Blumenkohl
1 EL Senfkörner
2 cm frischer Ingwer
5 Knoblauchzehen
½ TL Kurkuma
2 EL Öl
etwas Salz
½ TL Garam Masala

• Den Blumenkohl putzen und in Röschen zerteilen. Das Öl in einer Pfanne erhitzen und die Senfkörner hinzugeben. Kurz erhitzen, bis sie springen, dann den Blumenkohl dazugeben und leicht anbraten.

• Aus dem Ingwer und dem Knoblauch eine Paste herstellen, indem man den Knoblauch durch die Presse drückt, den Ingwer fein reibt und beides miteinander mischt.

• Die Ingwer-Knoblauch-Paste zum Blumenkohl geben und kurz mitdünsten. Kurkuma dazugeben und das Ganze mit etwa 1 Glas Wasser ablöschen. Etwa 15 Minuten gar kochen. Zum Schluss mit Salz und Garam Masala abschmecken.

Kartoffel-Ingwer-Bananenpuffer

400 g mehlige Kartoffeln

3 frische Eier

3 Bananen

1 St. Ingwer, daumengroß

3 EL brauner Zucker

100 ml Orangensaft

Saft einer halben Zitrone

ca. 200 g Mehl

2–4 EL Butter zum Anbraten

- Die Kartoffeln schälen und reiben. Die Eier verquirlen und beigeben. Die Bananen mit der Gabel zerdrücken und ebenfalls beigeben. Geraffelten Ingwer, braunen Zucker, Orangen- und Zitronensaft darunter mischen. Das Mehl beigeben. Es soll ein flüssiger Teig entstehen. Daraus esslöffel-große Häufchen in die Pfanne geben. Diese in Butter, zugedeckt, auf jeder Seite ca. 5 Minuten goldbraun braten.

Saucen und Chutneys

Erdnuss-Sauce

Eine wunderbare Sauce zu Fleischspießen (indonesischen Säte) oder zu anderem Gegrillten, auch über Pommes Frites.

1 Prise gemahlener Ingwer
250 g Erdnussbutter
100 ml Wasser
3 EL Sojasauce
1 Knoblauchzehe, zerdrückt
1 EL Zitronensaft
1 EL Honig
1 Msp. Sambal Oelek oder einige
Spritzer Tabasco

- Alle Zutaten mit einem Schneebesen glatt rühren und abschmecken, erhitzen und kurz köcheln lassen.

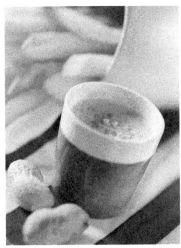

Honig-Ingwer-Sauce

Diese Sauce eignet sich zum Bestreichen von Schweine-, Hühner- oder Lammfleisch. Ergibt ca. einen halben Liter.

125 ml Ananassaft
125 ml Orangensaft
60 ml Honig
2 EL Öl
1 EL frischer Ingwer, gerieben

- Sämtliche Zutaten gut mischen. Das Fleisch während des Grillens damit bestreichen.

Ananas-Rosinen-Chutney mit Ingwer

Als Chutney bezeichnet man in der indischen Küche eine süß-saure Sauce. Sie hat eine musartige Konsistenz und enthält ganze Frucht- oder Gemüsestücke.

1 frische Ananas
1 TL Salz
2 Knoblauchzehen
3 cm Ingwerwurzel
200 g kernlose Rosinen
½ l Weinessig
120 g brauner Zucker
1 Pr. Chilipulver

- Die Ananas schälen, zerkleinern, mit dem Salz bestreuen und etwa 1 Stunde Saft ziehen lassen. Dann das Fruchtfleisch mit Knoblauch, Ingwer und den Rosinen im Mixer pürieren. Das Püree mit Essig, Zucker und Chilipulver zu einem dicklichen Brei einkochen, dabei öfter umrühren. Evtl. noch mit Salz abschmecken und noch heiß in Gläser füllen. Gut verschlossen hält es sich einige Monate.

Snacks

Bunte Party-Baguettes

2 Baguette à 250 g

350 g Putenbrust oder Hähnchenbrust am Stück, geräuchert, ohne Knochen

50 g Staudensellerie

350 g Mango

20 g Ingwer

½ Bd. Petersilie

450 g Frischkäse mit Kräutern

Salz und Pfeffer

Tabasco

- Die Brote quer in 4 Stücke teilen, den weichen Innenteil herauslösen. Die Hälfte davon zerkrümeln, den Rest anderweitig verwenden. Die Geflügelbrust klein würfeln. Den Sellerie würfeln, die Blättchen beiseitelegen. Die Mango fein würfeln. Den Ingwer, die Petersilie und die Sellerieblätter fein hacken. Die Brotkrümel, Geflügel, Sellerieblätter, Mango, Ingwer und Petersilie mit dem Frischkäse glatt rühren. Mit Salz, Pfeffer, Tabasco abschmecken. Die Masse in die ausgehöhlten Brote füllen, in Folie wickeln, 2–3 Stunden kühlen, in Scheiben schneiden.

Kokos-Ingwer-Toast

1 St. frischer Ingwer, 3 cm
80 ml cremige Kokosmilch
1 EL brauner Zucker
4 Scheiben Baguette-Brot

- Den Ingwer schälen und in hauchdünne Scheiben schneiden oder hobeln (Trüffelhobel). Ingwerscheibchen, Kokosmilch und Zucker verrühren. Die Brotscheiben unter
dem Grill leicht bräunen. Die warmen Brotscheiben mit
der Kokos-Ingwer-Mischung beträufeln.

- Der Ingwer sollte ganz frisch und möglichst ohne Fasern
sein. Eventuell nur die äußere Schicht bis zum faserigen
Inneren abhobeln.

Desserts

Obst

Bananen mit Ingwer

Butter für die Form, ca. 1TL

25 g Trauben oder Rosinen (Sultaninen)

4 gr. feste Bananen

2 St. Ingwer, gehackt

2 EL Orangensaft

1 EL Ingwersirup

2 EL Rum

*12–15 Streifen einer Orangenschale,
    unbehandelt*

- Den Ofen auf 200 °C vorheizen.

- Wenn Sie Sultaninen verwenden, müssen Sie diese vorher in einer Tasse mit heißem Wasser für 5 Minuten einweichen und anschließend abtropfen lassen.

- Die Butter in eine flache Form geben und im Ofen schmelzen lassen. Die geschälten ganzen Bananen in die Form geben.

- Die Trauben bzw. Rosinen, den Ingwer und den Orangensaft, den Ingwersirup und den Rum über die Bananen geben.

- Für 15 Minuten in den Ofen schieben und dabei 2–3 Mal mit dem Saft übergießen.

- Zusammen mit einer Kugel Vanille- oder Rosinen-Rumeis heiß servieren. Orangenschalen-Streifen vor dem Servieren auf die Bananen streuen.

Glühweinbirnen mit Ingwercreme

Creme:

7 cm Ingwerwurzel

300 ml Milch

30 g Zucker

1 Vanillestange

2 Eigelb

20 g Speisestärke

180 g Rahm

Glühwein:

4 gr. oder 8 kl. Birnen

50 g Margarine

1 Zimtstange

1 Prise Muskatnuss, frisch gerieben

4 Gewürznelken

2 Prisen Kardamom, gemahlen

1 St. Ingwerwurzel, gerieben

abgeriebene Schale und Saft
  einer Orange

abgeriebene Schale und Saft
  einer Zitrone

80 g Zucker

3 dl Rotwein

- Die Ingwerwurzel schälen und fein reiben. Alle Zutaten bis auf den Rahm in eine Pfanne geben, sehr gut verrühren. Bei nicht zu starker Hitze unter ständigem Rühren

heiß werden lassen. Die Creme darf einmal kurz aufkochen. Die Pfanne vom Feuer ziehen und kurze Zeit wei-
terrühren. Die Creme auskühlen lassen und mit dem steif
geschlagenen Rahm vermengen. Für den Glühwein alle
Zutaten von Zimtstängel bis Rotwein erhitzen. Die Birnen schälen, große Früchte halbieren, das Kerngehäuse
ausstechen. In der warmen Margarine ein paar Minuten
dünsten. Den Glühwein dazugießen. Zugedeckt weich
kochen.

- Die Birnen aus dem Sud heben. Den Sud bei starker Hitze sirupartig einkochen.

- Die Birnen auf Teller legen, den eingekochten Glühwein-
sirup darüber träufeln. Die Ingwercreme daneben anrichten.

Cremes

Ingwercreme

50 g kandierter Ingwer

300 ml Milch

200 g Schlagsahne

6 Eigelb

60 g Zucker

1 P. Vanillezucker

2 TL Ingwer, gemahlen

1 TL abgeriebene Zitronenschale

- Den Ingwer fein würfeln und eine Hälfte auf kleine Förmchen verteilen. Milch, Sahne, Eigelb, Zucker, Vanillezucker, Ingwer und Zitronenschale verquirlen und in die Förmchen füllen. Im vorgeheizten Backofen im heißen Wasserbad bei 150–160 °C ca. 20–30 Minuten stocken lassen. Mit den restlichen Ingwerwürfeln bestreuen und warm oder kalt servieren.

Ingwer-Mascarpone- Creme

50 g eingelegte Ingwerstücke
200 g Ingwermarmelade
2 EL Zitronensaft
1 EL Kirschwasser
2 EL Crème de Cassis
500 g Mascarpone
einige Minzeblättchen
  zum Garnieren

* Die Ingwerstücke in ein Sieb geben und abtropfen lassen. Die Ingwermarmelade mit 100 ml heißem Wasser glatt rühren, dann Zitronensaft, Kirschwasser, Crème de Cassis und Ingwerstücke unterrühren.

* Den Mascarpone unterheben und alles auf 4 Dessertschalen verteilen. Mit den Minzeblättchen garniert servieren.

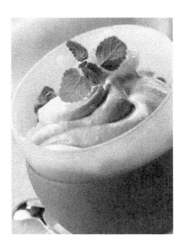

* Für die Ingwercreme benötigt man sechs Eier.

Eis und Sorbets

Ingwer-Pfirsich-Sorbet

4 reife Pfirsiche, geschält, entkernt
*   und in Stücke geschnitten*
evtl. etwas Pfirsichsaft
2 TL frischer Zitronensaft
2 TL Zucker
1 Eiweiß
nach Belieben süße Ingwerwurzel
*   in Sirup oder kandiert*

- Pfirsiche, Zitronensaft und Zucker in einem Mixer zu Püree verarbeiten und durchkühlen lassen. Das Eiweiß steif schlagen. Das Pfirsichpüree mit einer Küchenmaschine schlagen, bis es etwas schaumig wird. Den fein gehackten Ingwer und das geschlagene Eiweiß vorsichtig unterheben.

- Die Sorbetmasse in der Eismaschine gefrieren. (Wenn nicht vorhanden, im Eisfach des Kühlschranks oder in der Tiefkühltruhe.)

Rhabarber-Ingwer-Eis mit Kompott

1 kg Rhabarber
100 g frische Ingwerwurzel
75 g Zucker
⅛ l trockener Weißwein
4 Eigelb
2 Blatt rote Gelatine
125 ml Schlagsahne

Sauce:
125 g Sahnejogurt
125 g Magermilchjogurt
2 EL Puderzucker
100 ml Milch

Kompott:
1 Glas in Sirup
   eingelegter Ingwer
50 g Zucker
2 EL trockener Weißwein
Zitronenmelisse

• Den Rhabarber waschen, putzen und – bis auf zwei Stangen – in kleine Stücke schneiden. Den Ingwer schälen und fein würfeln. Beides mit dem Zucker und dem Wein 15 Minuten bei milder Hitze kochen. Den Rhabarber in einem feinen Sieb abtropfen lassen, den Saft auffangen.

181

- Das Eigelb und den Rhabarbersaft im heißen Wasserbad 5 Minuten cremig aufschlagen. Dann im kalten Wasserbad schlagen, bis die Masse ausgekühlt ist.

- Die Gelatine in kaltem Wasser einweichen. Die Sahne steif schlagen.

- Die tropfnasse Gelatine bei milder Hitze auflösen und schnell unter die Eigelbmasse rühren. Die Sahne unterheben und die Masse in der Eismaschine (oder Tiefkühltruhe) gefrieren.

- Für die Sauce Sahne- und Magermilchjogurt mit Puderzucker und Milch glatt rühren.

- Für das Kompott den restlichen Rhabarber und 2 Stücke Ingwer aus dem Glas klein würfeln. Mit dem Zucker und Wein 2–3 Minuten kochen. Auskühlen lassen.

- Die Sauce auf 4 Teller verteilen. Eis und Kompott dazugeben und mit Zitronenmelisse dekorieren. Etwas Ingwersirup aus dem Glas auf die Sauce träufeln.

- Wenn keine Eismaschine vorhanden ist, die Masse in Portionsförmchen füllen und für mindestens 2 Stunden in die Tiefkühltruhe stellen. Damit sich das Eis stürzen lässt, die Förmchen 30 Minuten vor dem Servieren in den Kühlschrank stellen.

Backwaren

Brot

Amerikanisches Ingwerbrot

½ Tasse Butter

½ Tasse brauner Zucker

½ Tasse Melasse oder Honig

½ Tasse goldgelber Sirup
  (eventuell Ahornsirup)

½ Tasse warme Milch

2 TL gemahlener Ingwer (Pulver)

1½ TL Zimt, gemahlen

1½ TL Mazis (mace)

1½ TL Muskatnuss, gerieben

¼ Tasse Koch-Sherry

3 Tassen feines, normales Mehl

1 P. Backpulver

3 frische Eier, gut geschlagen

Saft und geriebene Schale einer
  großen Orange unbehandelt

1 Tasse Sultaninen oder Rosinen

- Die Butter sämig schlagen, den Zucker dazugeben, gut durchrühren. Die Melasse und den Sirup zufügen, ebenso Milch, Gewürze und Sherry. Alles gut vermengen. Das Mehl mit Backpulver sieben und abwechselnd mit den geschlagenen Eiern zur Butter-Zucker-Mischung geben. Den

Orangensaft und die geriebene Orangenschale sowie die Rosinen dazutun. In eine gut gefettete Form (ca. 30 x 23 x 7,5 cm) geben.

• Den Ofen auf 180 °C mäßig vorheizen und etwa 45–50 Minuten backen.

Ayurvedisches Ingwerbrot (Liebesbrot)

Ein Brot, das verführerisch nach Kuchen schmeckt und dabei auch noch schlank machen soll. Die verwendeten Gewürze kurbeln den Stoffwechsel an, wirken blutreinigend und anregend. Zimt hat eine günstige Wirkung auf die Bauchspeicheldrüse, auf den Kreislauf, die Atmung und das vegetative Nervensystem. Vanille hellt die Stimmung auf. Wohltuend an lichtarmen Wintertagen.

Für 2 Portionen
  2 frische Eier, getrennt
  ½ Tasse Öl (Walnussöl)
  1 Tasse Honig
  1 Tasse Kefir
  1 Tasse Dinkel (Typ 630),
    gemahlen
  2 TL Backpulver
  1 Prise Salz
  1 EL Zimt
  1 EL Vanille
  1 Msp. Cayennepfeffer
  4 EL Ingwer, gerieben

• Das Eigelb verquirlen, das Eiweiß steif schlagen. Öl und Honig verrühren, dann Kefir und Eigelb hinzufügen. Mehl sieben, Backpulver und Salz unterrühren, anschließend mit den Gewürzen und dem Ingwer vermischen und schließlich den steif geschlagenen Eischnee unterheben.

185

Das Brot in einer Kastenform (24 cm) im vorgeheizten Ofen bei 180 °C ca. 45 Minuten backen.

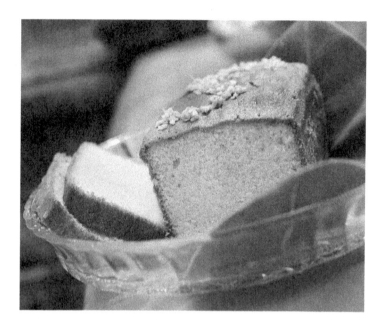

Brötchen

Ingwerbrötchen

125 g Butter

200 g Zucker

1 P. Vanillezucker

2 frische Eier

5 Tropfen Backöl Zitrone

1 Msp. Ingwer

200 g Mehl

100 g Speisestärke

½ TL Backpulver

- Butter weich werden lassen, dann mit den restlichen Zutaten zu einem Teig verkneten. Am schnellsten geht's in der Küchenmaschine mit Knethaken. Teig in die Gebäckspritze füllen und Plätzchen auf ein mit Backpapier belegtes Backblech spritzen. Am schönsten sieht eine Blumenform aus. Man kann natürlich auch mit der Hand kleine Brötchen formen. 12 Minuten bei 170 °C backen.

Roggen-Apfel-Brötchen

Für 12 Stück

45 g Haferflocken

75 g Roggenschrot, fein gemahlen

135 g Weizen, fein gemahlen

½ TL Salz

1 EL Backpulver

1 TL Ingwer, gemahlen

½ TL Kardamom

250 g Apfelmus

1 großes Ei

2 EL Wasser

90 g Honig

3 EL Öl (Olivenöl)

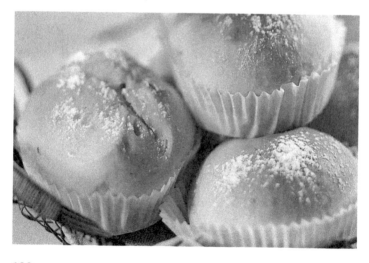

- Alle trockenen Zutaten (bis auf Kardamom) in einer Schüssel und alle feuchten Zutaten in einer anderen Schüssel mischen. Dann die trockene Mischung auf die feuchte geben und mit einem Holzlöffel gut vermischen. Je einen Löffel Teig in ein Muffinförmchen geben (oder auf ein mit Backpapier belegtes Backblech) und bei 200 °C etwa 20 Minuten backen.

Kuchen

Ingwer-Apfel-Torte

*150 g Speisequark
  (40 % Fett)*
100 ml Milch
100 ml Olivenöl
75 g Zucker
1 P. Vanillinzucker
1 Prise Salz
300 g Mehl
1 P. Backpulver
600 g Äpfel
etwas Zitronensaft
*2 Ingwerpflaumen, eingelegt,
  evtl. mehr*
2 EL Aprikosenkonfitüre

- Den Speisequark auspressen. Quark, Milch, Öl, Zucker, Vanillinzucker, Salz und 150 g Mehl verrühren. Weitere 150 g Mehl und ein Päckchen Backpulver mischen, unter den Teig kneten. Auf bemehlter Arbeitsfläche ausrollen (26 cm). Den Teig in eine gefettete Pieform (24 cm) drücken.

- Die Äpfel waschen, schälen, entkernen, in Scheiben schneiden. Mit etwas Zitronensaft beträufeln und fächerartig auf den Teig legen. 2–3 eingelegte Ingwerpflaumen fein würfeln und zwischen den Apfelscheiben verteilen. Im vorgeheizten Backofen (E-Herd 175 °C/Gasherd Stufe 2) 25–30 Minuten backen. Herausnehmen und etwas abkühlen lassen.

• Aprikosenkonfitüre erwärmen und über die Torte streichen.

Ingwer-Gewürz-Muffins

Für 12 Muffins

90 g Vollkornmehl

100 g Weißmehl

1 TL Backpulver

1 TL Natron

1 TL Ingwer, gemahlen

¾ TL Zimt, gemahlen

⅛ TL Muskat, gemahlen

⅛ TL Nelken, gemahlen

wahlweise 120 g Rosinen

1 frisches Ei

90 g brauner oder weißer Zucker

80 ml Pflanzenöl

120 g Melasse

160 g Buttermilch

- Den Backofen auf 180 °C vorheizen. Die Muffinsform einfetten oder mit Papier-Backförmchen versehen. (Man kann die Papier-Backförmchen auch auf einem normalen Backblech verwenden.)

- Vollkornmehl, Weißmehl, Backpulver, Natron, Ingwer, Zimt, Muskat, Nelken, Rosinen in einer mittelgroßen Schüssel vermischen.

- Das Ei in einer großen Schüssel aufschlagen und leicht verquirlen. Zucker, Öl, Melasse und Buttermilch hinzufügen und gut vermischen.

- Die trockenen Zutaten unterheben und vorsichtig vermischen, bis sie feucht sind. Den Teig zu ¾ in die Muffinsblech-Vertiefungen (sodass die Vertiefungen ¾ voll sind) einfüllen. Bei 180 °C auf mittlerer Schiene 20–25 Minuten goldgelb backen.

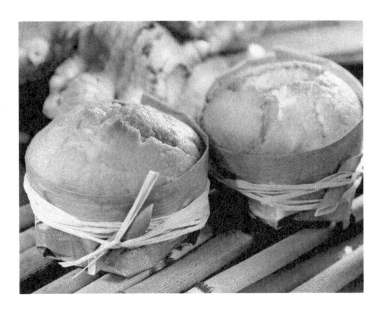

Gebäck

Ingwerkekse

Dieser Teig eignet sich sehr gut zum Backen mit Kindern, da er sehr unproblematisch ist. Auch längeres Ausrollen und Ausstechen schadet ihm nicht!

> *2 EL heller Zuckerrohrsirup*
> *1 EL dunkler Zuckerrohrsirup (Melasse)*
> *75 g Zucker*
> *1 TL Zimt, gemahlen*
> *1 TL Lebkuchengewürz, gemahlen*
> *½ TL Muskatnuss, gemahlen*
> *1 ½ TL Ingwer, gemahlen*
> *abgeriebene Schale von 1 unbehandelten Orange*
> *75 g Butter*
> *½ TL Natron*
> *2 TL Orangensaft*
> *220 g Mehl*
> *Pistazien oder Mandeln*

- In einem großen Topf Sirup, Zucker, 1 Esslöffel Wasser und die Gewürze erhitzen. Die abgeriebene Orangenschale hinzufügen und alles unter Rühren zum Kochen bringen. Den Topf von der Kochstelle nehmen. Butter, Natron und Orangensaft dazugeben und dann so viel durchgesiebtes Mehl unterarbeiten, dass ein fester Teig entsteht.

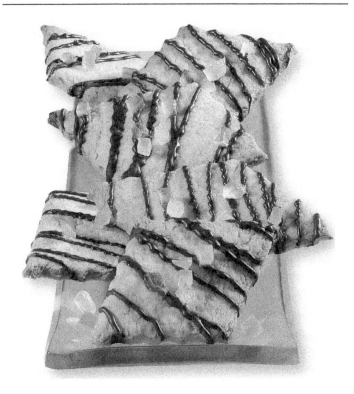

- Den Teig auf der Arbeitsfläche abkühlen lassen, dann etwa 3 mm dick ausrollen, mit Förmchen ausstechen oder in Rauten oder Rechtecke schneiden, mit Pistazien oder Mandelkernen dekorieren. Auf einem mit Backpapier belegten Blech bei 180 °C etwa 12 Minuten backen.

Ingwerplätzchen

250 g Puderzucker
3 Eigelb
1 Ei
250 g Mehl
1 EL Ingwer, gestoßen

- Puderzucker, Eigelb und Ei im Wasserbad zu einem dicken Brei verrühren, vom Feuer nehmen und unter ständigem Rühren erkalten lassen. Diese Creme unter den mit Mehl vermischten Ingwer rühren und alles möglichst schnell verarbeiten. Den Teig nun auf einer bemehlten Tischplatte ca. ½ cm dick ausrollen und die Plätzchen ausstechen. Den Teig auf einem gefetteten Blech etwa 60 Minuten gehen lassen und dann bei 180 °C etwa 15 Minuten hellgelb backen.

- Das noch heiße Gebäck vorsichtig vom Blech lösen und einige Tage aufbewahren, denn unmittelbar nach dem Backen sind die Ingwerplätzchen noch sehr hart.

Ingwerwaffeln

100 g Butter
100 g Zucker
2 frische Eier
125 g Mehl
1 TL Backpulver
½ TL Ingwer, fein gerieben
20 ml Rum
2 EL Milch

- Die Butter mit dem Zucker und den Eiern schaumig rühren, das Mehl und das Backpulver miteinander mischen und abwechselnd mit den restlichen Zutaten zum Teig geben. Das Waffeleisen vorheizen, etwas einfetten und die Waffeln backen. Dazu schmeckt Aprikosenmarmelade.

Brotaufstriche

Marmeladen

Ananas-Ingwer-Marmelade

Für 2 Gläser à 250 g

1 Ananas
(500 g Fruchtfleisch)
1 EL Gelierpulver (10 g)
Saft und Schale einer
unbehandelten Limette
1 TL Ingwerpulver oder
15 g frischer Ingwer
3 TL flüssiger Süßstoff
5 Blatt weiße Gelatine
1 Msp. Einmachpulver

- Die Ananas in Scheiben schneiden, schälen und die Hälfte der Ananasringe würfeln, die andere Hälfte im Mixer zerkleinern. Die Fruchtmasse mit Gelierpulver, Limettensaft- und schale und Ingwerpulver oder fein gewürfeltem Ingwer verrühren. Mit flüssigem Süßstoff süßen.

- Alles etwa 20–30 Minuten ziehen lassen. Langsam unter Rühren zum Kochen bringen, 1 ½ Minuten sprudelnd kochen lassen und die eingeweichte und wieder ausgedrückte Gelatine unterrühren.

- Die Fruchtmasse heiß in vorbereitete Gläser füllen. Das Einmachpulver drüberstreuen. Die Gläser mit Deckeln verschließen.

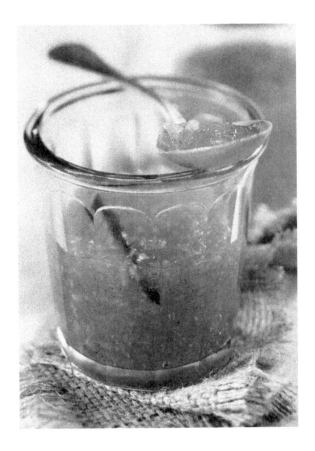

Brombeer-Apfel-Ingwer-Konfitüre

500 g Brombeeren
500 g Äpfel, geschält
und gewürfelt
1 kg Gelierzucker oder
700 g Zucker und
1 Päckchen Geliermittel
abgeriebene Schale und
Saft einer unbehandelten
Orange
1 EL Ingwerpulver

* Alle Zutaten auf kleinem Feuer so lange kochen lassen, bis die Masse leicht geliert, dann heiß in Gläser abfüllen und sofort verschließen.

Ingwermarmelade

250 g Ingwerknolle, frisch
¾ l Weißwein
2 EL Zitronensaft
1 kg Zucker
1 Normalflasche Opekta
  (= Geliermittel) à 225 g mit Citropekt
  (= Zitronensäure; liegt Opekta bei)

- Die Ingwerknollen waschen und großzügig schälen. Die Schalen mit Weißwein und Zitronensaft in einen Topf geben und bei mäßiger Hitze etwa 30 Minuten auskochen. Den Topf zugedeckt bis zum nächsten Tag zur Seite stellen. Die geschälten Ingwerknollen mit etwas Zitronensaft beträufeln, in einer kleinen Schüssel zugedeckt im Kühlschrank aufbewahren.

- Am nächsten Tag den Sud von den Schalen abgießen und zurück in den Topf tun.

- Die Ingwerknollen durch die grobe Scheibe vom Fleischwolf drehen, in den Sud geben und 15 Minuten darin kochen. Danach den Zucker und Citropekt hineinrühren, 10 Sekunden kochen lassen.

- Zuletzt Opekta unterrühren, noch einmal richtig aufwallen lassen, dann sofort in saubere Gläser füllen, diese mit Einmachhaut verschließen.

Herzhaftes

Linsen indisch

150 g Du Puy Linsen
Gemüsebrühe
1 TL Garam Masala
1 TL Curry
1 TL Koriander
½ TL Ingwer
½ TL Kardamom
½ TL Salz
etwas Zitronensaft
Öl
1 Zwiebel, klein geschnitten,
   goldgelb gebraten

- Die Linsen in Gemüsebrühe weich kochen ½–¾ Std.). Dann die Linsen zusammen mit Gewürzen, etwas Zitronensaft, Öl und evtl. etwas Gemüsebrühe pürieren. Zum Schluss die Zwiebel hinzufügen.

Möhren-Ingwer-Brotaufstrich

200 g Karotten
1 Schalotte
1 EL Butterschmalz
100 ml Gemüsebrühe
1 cm Ingwer, fein gerieben
Pfeffer
Chili
200 g Frischkäse

- Die Karotten in kleine Würfel, die Schalotte in feine Würfel schneiden. Beides in Butterschmalz bei mittlerer Hitze anschwitzen. Die Gemüsebrühe und den Ingwer dazugeben und die Karotten weich garen lassen. Mit Pfeffer und Chili würzen.

- Die Masse etwas abkühlen lassen. Mit dem Mixstab pürieren und den Frischkäse dabei untermischen. Abkühlen und durchziehen lassen.

- Dazu passt Vollkornbrot oder Brezel.

Sonstiges

Apfel-Ingwer-Paste

Für ca. 2 Gläser

500 g säuerliche Äpfel

ca. 80 g Zwiebeln

2 EL kandierte Ingwerstäbchen

300 g Honig

3 EL Essig-Essenz

1 TL Salz

1 Prise Pfeffer

1 Prise Curry

- Die geschälten Äpfel entkernen und das Fruchtfleisch in dünne Scheiben schneiden, die Zwiebeln sehr fein würfeln. Den kandierten Ingwer in sehr feine Stücke schneiden. Äpfel, Zwiebeln und Ingwer mit den restlichen Zutaten mit $\frac{1}{8}$ Liter Wasser aufkochen. Bei mittlerer Hitze unter Rühren 40 Minuten köcheln lassen.

- Die Paste heiß in Gläser füllen und diese fest verschließen.

Marinierter Ingwer

Passt als Vorspeise, als Beilage zu Reis und Nudeln, auch zu Toastbrot und Baguette.

Für 1 Portion
100 g frische Ingwerwurzel
½ TL Salz
2 TL Zucker
8 EL Reisessig

- Den Ingwer schälen und längs in hauchdünne Scheiben schneiden, für 20 Sekunden in kochendes Wasser geben. Danach abtropfen lassen und zusätzlich trockentupfen. Den Zucker und das Salz im Essig verrühren und darin den Ingwer zugedeckt 24 Stunden marinieren.

Getränke

Wenn Sie noch gar keine Erfahrungen mit Ingwer haben, bietet Ihnen Ingwerwasser einen einfachen und wohltuenden Einstieg.

Es gibt verschiedene Zubereitungsarten, die sich im Wesentlichen in den Mengenangaben und den Kochzeiten unterscheiden. Das Ingwerwasser schmeckt je nach Rezept intensiv oder nur schwach nach Ingwer. Probieren Sie die unten stehenden Rezepte aus, experimentieren Sie ein wenig – Sie können nichts falsch machen.

Wasser

Ingwerwasser 1

Am besten vormittags trinken bzw. morgens eine Tasse als erstes warmes Getränk. Durchwärmt den Organismus, hat eine wohltuende Wirkung auf den Magen und bringt Energie.

2 l Wasser
4 cm frische Ingwerwurzel,
  in Scheiben geschnitten

• Die Zutaten aufkochen und 20 Minuten lang kochen.

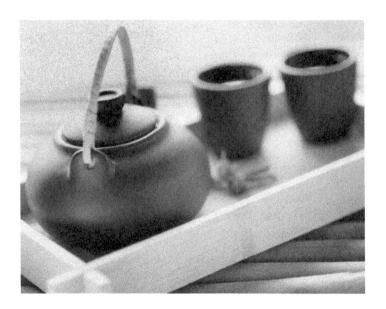

Ingwerwasser 2

2 Portionen bzw. große Tasse à 200–250 ml
3 cm Ingwerwurzel
1 l Wasser

• Den Ingwer schälen und in kleine Stücke schneiden. In dem Wasser 10 Minuten kochen und dann 10 Minuten ziehen lassen. In einer Thermoskanne aufbewahren und über den Nachmittag verteilt heiß trinken.

Ingwerwasser 3

Ingwerwasser können Sie auch aus einer Thermoskanne tassenweise über den Tag verteilt trinken. Es reinigt und durchwärmt gerade fröstelige Menschen.

1,5 cm Ingwerwurzel
1,5 l kochendes Wasser

- Den Ingwer schälen und in Scheiben schneiden. Das Wasser darübergießen, ziehen lassen (10 Minuten bis 6 Stunden lang!).

Ingwerwasser 4

1 St. Ingwerwurzel, 4 cm
½ l kochendes Wasser
3 Safranfäden

- Die Ingwerwurzel in kleine Stücke schneiden, mit dem Wasser übergießen, die Safranfäden dazugeben und 10–15 Minuten ziehen lassen.

Kaffee

In heißen Ländern ist Ingwer auch als Zusatz in Kaffee (oder Tee) beliebt. Er hat eine anregende Wirkung auf die Schweißbildung.

Ingwerkaffee

Ergibt 1 Tasse

½ Ingwerpflaume,
in Sirup eingelegt
und in Würfel geschnitten
1 EL Honig
2 Likörgläser Rum

- Die Zutaten in eine Kaffeetasse geben, die Tasse ins heiße Wasserbad stellen, dann mit starkem, frisch aufgebrühtem Kaffee auffüllen.

Irish Coffee

Ergibt 4 Gläser

¼ l Sahne

1 l Wasser

85 g gemahlener Kaffee

8 TL brauner Zucker (Farinzucker)

½–1 TL Ingwer, frisch gerieben

8 EL Whisky

- Die Sahne leicht steif schlagen, kühl stellen. Das Wasser aufkochen. Den Kaffee in eine Kanne geben, mit dem Wasser überbrühen und 5 Minuten ziehen lassen. Je 2 Teelöffel Zucker in 4 Irish-Coffee-Gläser geben, zu dreiviertel mit Kaffee auffüllen, umrühren, bis sich der Zucker gelöst hat. Den Ingwer und den Whisky auf die Gläser verteilen, darauf die Sahne über den Rücken eines Löffels auf den Kaffee laufen lassen, mit Trinkhalm und Löffel servieren. Den Kaffee schlürft man durch die Sahne.

Tee

Icetea Chinatown

Durch Ingwer, Minze und Limette wird dieser grüne Eistee zu einer herrlichen Mischung auf amerikanisch-asiatische Art.

¼ l ungesüßter Apfelsaft
1 St. Zitronengras, 3 cm
3 Limetten
6 Minzezweige
10 TL Gunpowder (grüner Tee)
1 TL Ingwer, frisch gerieben
4 EL Zucker
Eiswürfel

- Den Apfelsaft in Eiswürfelbehälter füllen und gefrieren lassen. Das Zitronengras (ersatzweise etwas dünn geriebene Limettenschale) auf einem Brett flach drücken und in dünne Ringe schneiden. Die Limetten heiß waschen und eine Limette auspressen. Die übrigen in dünne Scheiben schneiden und diese halbieren.

- Die Minzezweige waschen, die Blättchen abzupfen. Einige Blätter zur Verzierung beiseitelegen, den Rest grob hacken. 0,6 Liter Wasser aufkochen, den Ingwer und das Zitronengras zugeben und alles in 8–10 Minuten auf 80 °C abkühlen lassen.

- Die gehackte Minze bis auf einen Esslöffel mit den Teeblättern vermischen und mit dem etwas abgekühlten Wasser aufbrühen. 2–3 Minuten ziehen lassen, dann den Tee abgießen. Mit Limettensaft und Zucker aromatisieren. Vier Gläser abwechselnd mit normalen und Apfelsaft-Eiswürfeln, Limettenscheiben und übriger gehackter Minze füllen. Mit heißem Tee aufgießen, mit Minzeblättern verzieren und sofort servieren.

Ingwertee

1 große Tasse
  1 TL schwarzer Tee
  1 St. Ingwer, ca. 1 cm
  2 cl Zitronensaft
  Zucker
  2–3 Eiswürfel
  ½ Zitronenscheibe, ungespritzt

- Den Tee in einen Topf geben. Den Ingwer hinzufügen. Mit ca. 200 ml kochendem Wasser überbrühen, 5 Minuten ziehen lassen, abgießen. Zitronensaft und Zucker nach Belieben hinzufügen.

- Die Eiswürfel in ein hohes Becherglas geben, den Tee hinzufügen. Mit der Zitronenscheibe garnieren, mit einem Trinkhalm servieren.

Ingwer-Tee (Adrak Cha)

2 Portionen

1 l Wasser
2 EL Ingwer, frisch gerieben
1 Prise Pfeffer
etwas Honig
den Saft von einer unbehandelten
   Zitrone oder Orange

- Das Wasser mit dem Ingwer etwa 10 Minuten kochen, dann durch ein Sieb in eine Kanne gießen. Nach Belieben Pfeffer, Honig und Zitronen- oder Orangensaft zugeben und heiß servieren.

Ingwer-Minze-Tee

4–6 Schälchen
  1 St. Ingwer, 3 cm
  4 Stängel Minze
  900 ml Wasser

• Den Ingwer schälen und in feine Scheiben schneiden. Die Minze waschen und trockenschütteln, die Blättchen abzupfen und in Streifen schneiden. Beides in eine Teekanne geben und mit kochendem Wasser überbrühen.

• Den Tee zugedeckt 8–10 Minuten ziehen lassen. Durch ein kleines Sieb abgießen und in Schälchen servieren.

Kräuter-Gewürz-Tee

1 große Tasse (ca. 250 ml)
1 Filterbeutel Bayerischer Kräutertee
1 Nelke
1 Zimtstange
1 Prise Ingwer
Orangensaft
Rotwein
1 TL Pflaumenmus
Vanillezucker

- Den Filterbeutel mit den Gewürzen in eine große Tasse geben und zur Hälfte mit kochendem Wasser überbrühen, 8 Minuten zugedeckt ziehen lassen. Mit gleichen Teilen Orangensaft und Rotwein auffüllen. Mit Pflaumenmus und etwas Vanillezucker süßen.

Exotischer Ingwergrog

4 Gläser
150 g Sauerkirschen, aus dem Glas
30 ml Rum
1 St. Ingwer, 2 cm
1 Beutel Früchtetee
1 Stange Zimt
1 TL Anis (Sternanis)
1 TL Gewürznelken
Zucker (weißer Kandis), nach Geschmack

- Die Sauerkirschen abtropfen lassen, mit Rum übergießen und 3 Stunden ziehen lassen. Den Ingwer schälen und in feine Stifte schneiden. Den Teebeutel zusammen mit der Zimtstange, mit Ingwer, Sternanis und Nelken mit 0,7 l kochendem Wasser aufgießen und etwa 8 Minuten ziehen lassen. Die Kirschen und den Rum in einem Topf erwärmen, aber nicht kochen. Den Teebeutel entfernen, den Früchtetee mit den Rumkirschen in Gläser füllen und sofort servieren. Nach Wunsch mit Kandis süßen.

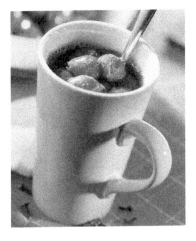

Kakao

Azteken-Trinkschokolade

Kakao ist ein wunderbares Getränk für die ganze Familie in der kalten, nassen Jahreszeit. Die Gewürze verstärken noch die wärmende Wirkung des Kakaos.

1 Prise Chilipulver
1 l Milch
4 Rippen Zartbitter-Schokolade,
  ca. 60 g
1 St. Ingwer, 2 cm
1 Prise Zimt
  (oder mehr, je nach Geschmack)
1 P. Vanillezucker

- Die Milch mit der Schokolade auf den Herd stellen. Ein Stück geschälten Ingwer einlegen, aufkochen lassen. Dabei gut umrühren. Mit Zimt, Vanillezucker und einer Prise Chili verfeinern. Wer es gerne cremiger hat, kann einen Schuss Sahne dazugeben oder mit einem Schlagsahnehäubchen dekorieren.

Heiße Schokolade mit Gewürzen

2–3 TL guter Kakao
je eine Prise gemahlenen Zimt, Muskat und Ingwer
250 ml Milch

- Kakaopulver, Zimt, Muskat und Ingwer mit etwas kochendem Wasser verrühren. Dann mit 250 ml heißer Milch unter ständigem Rühren aufgießen. Heiß servieren.

Ingwerschokolade

je ⅛ Liter Milch und
  warmes Wasser
1 EL ungesüßter Kakao
1 EL Honig
1 Scheibe frischer Ingwer

• Die Milch und das Wasser zum Kochen bringen, Kakao, Honig und Ingwer zugeben und unter ständigem Rühren 10 Minuten kochen lassen. Die Ingwerscheibe vor dem Servieren rausnehmen.

Säfte

Ingwerdrink

⅛ l durchgeseihter
  Apfelsinensaft
2 TL Zuckersirup
2 cl Ingwersirup
1–2 Eiswürfel

- Den Apfelsinensaft in ein hohes Becherglas geben. Den Zuckersirup und den Ingwersirup hinzufügen. Alles sehr gut verrühren, die Eiswürfel hineingeben, sehr kalt mit einem Trinkhalm servieren.

Melonensaft mit Ingwer

3 Gläser

500 g Wassermelone

2 TL Ingwer, frisch geraspelt

6 Eiswürfel

1 dünne Scheibe Wassermelone

• Die Melone schälen, entkernen, grob zerkleinern, in einen Mixer geben. Den Ingwer hinzufügen und 2 Minuten pürieren. Die Eiswürfel hinzufügen und mixen, bis das Eis zerhackt ist. Den Saft auf 3 Gläser verteilen. Die Melonenscheiben dritteln und die Gläser damit garnieren. Mit einem Trinkhalm servieren.

Karotten-Spinat-Drink mit Ingwer

500 ml Karottensaft,
  milchsauer vergoren,
  ungezuckert
200 g Apfel, klein gewürfelt
40 g Banane, gewürfelt oder
  1 TL Blütenhonig
80 g frischer Spinat, in Streifen
  geschnitten
½ TL frischer Ingwer, gewürfelt
  oder 1 TL Zitronensaft

Für die Dekoration:
50 g Apfel, in Spalten geschnitten

- Alle Zutaten in einen Mixbecher geben und fein pürieren. Bei Bedarf noch etwas Karottensaft aufgießen. Den Drink in Gläser gießen, mit einer Apfelspalte garnieren und servieren.

Ingwer und Ingwer-Produkte im Handel

Frischen Ingwer, Ingwergewürz und viele andere Produkte mit Ingwer finden Sie in gut sortierten Supermärkten, in Naturkostläden und in Asia Shops. Falls Sie Schwierigkeiten haben, die gewünschten Produkte in Ihrer Nähe zu kaufen, helfen Ihnen vielleicht die folgenden Links zu Online Shops:

www.teehaus.de

Meines Wissens nach die größte Auswahl an Ingwer-Produkten im Internet. Es gibt: Ingwer roh, eingelegt, in Sirup, als Püree, als Öl; Ingwer-Saucen, Sirup für Ingwer-Mixgetränke, Ingwer-Likör, Ingwer-Geist, Ingwer-Sirup, Ingwer-Marmelade, Ingwer-Honig; kandierten Ingwer, Diätprodukte mit Ingwer, Ingwer-Gewürze, Ingwer-Kekse, Ingwer-Schokolade, Ingwer-Stäbchen, Ingwer-Bonbons, Ingwer-Gummibärchen, Ingwer-Mandeln sowie eine große Auswahl an Ingwer-Tees.

www.kandierter-ingwer.de

Ein Ingwer-Shop mit weiteren Informationen über Ingwer.

Produktpalette: Kandierter Ingwer, Ingwer in Schokolade, Ingwer-Stäbchen, Ingwer-Tee, Ingwer-Kekse, Ingwer-Konfitüre, Ingwer-Bärchen, ätherisches Ingweröl.

Hier bekommen Sie auch Fidschi-Ingwer (ungeschwefelt und farblos, nicht überall erhältlich). Außerdem gibt es ein Rezept zur Herstellung von kandiertem Ingwer.

www.teeshop.de

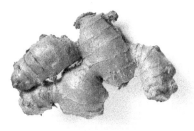

Produktpalette: Ingwer-Bonbons, Ingwer-Mandeln, Ingwer-Sirup, Ingwer-Kuchen, Ingwer-Kugeln, Ingwer-Likör, Ingwer-Stäbchen.

www.teetraumshop.de

Produktpalette: Glasierter Ingwer, Ingwer-Likör, Ingwer-Tee, Ingwer-Konfitüre, Früchtetee, »Persischer Apfel« mit Ingwer …

227

Rezeptregister

Lamm

Pute

Rind

Schwein

Fisch und Meeresfrüchte

Vegetarisches

Getränke
Wasser

Kaffee

Tee

Kakao

Säfte

Register

Bildnachweis

BananaStock: 86
ImageSource: 208
PhotoAlto: 56, 77, 97, 99
PhotoDisc: 45, 69, 75, 108, 113
Stockdisk: 61, 66, 89
Falken Verlag, München: 150, 169 (Brauner); 219 (Arras)
Mosaik Verlag, München: 18, 193 (Bonisolli)
Südwest Verlag, München: 13, 39, 139, 186 (Holz); 21, 195, 199 (Urban); 24 (Archiv Südwest Verlag); 27, 33, 106 (Newedel); 29, 93, 227 (Schönenburg); 36 (Brauner); 46, 109 (Kargl); 62, 104 (Vey); 80 (Nagy); 119 (Kogstadt); 127, 188 (Bonisolli); 140 (Hofmann); 179 (Arras)

Schmeckt köstlich und heilt

Honig gehört in jede Hausapotheke, denn er ist ein
verblüffend vielseitiges und wirkungsvolles Hausmittel,
das u.a. bei Verletzungen, Verbrennungen, Gelenkbe-
schwerden, Erkältungen, Bronchitis sowie Magen- und
Darmerkrankungen hilft. Er wirkt gegen verschiedenste
Keime und hat äußerst entzündungshemmende und
heilungsfördernde Eigenschaften. Informationen über
besondere Sorten wie den Manuka-Honig ergänzen
den Ratgeber.

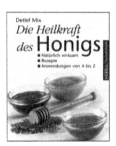

Zahlreiche Anwendungen
von A-Z, hilfreiche Fallbeispiele
und viele Heilrezepte

Detlef Mix
Die Heilkraft des Honigs

192 Seiten mit zahlr. Fotos, ISBN 978-3-7766-2498-4

HERBiG www.herbig-verlag.de

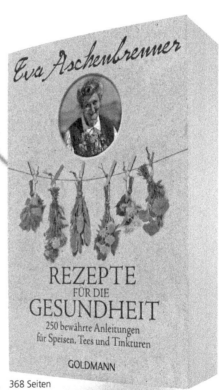
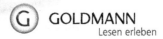

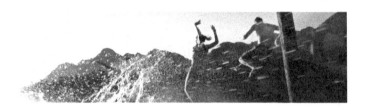
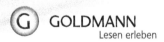